Ueber

die fehlerhafte Ernährung der Kinder in Berlin,

als eine Hauptursache der ungünstigen Gesundheits- und Sterblichkeits-Verhältnisse derselben

und über

die dagegen anzuwendenden Maafsregeln.

Von

Dr. Paul Maximilian Zettwach,

weil. prakt. Arzt, erstem Assistenzarzt bei einem poliklinischen Institute der Universität, Arzt des Elisabeth-Kinder-Hospitals u. s. w. zu Berlin.

(Aus dessen handschriftlichem Nachlafs.)

(Besonders abgedruckt aus dem Magazin für die gesammte Heilkunde Bd. LXIV. Hft. 2.)

Berlin,
bei G. Reimer
1845.

Principiis obsta. Sero medicina paratur.

Die auffallend grofse Sterblichkeit der Kinder während des ersten Lebensjahres im Vergleich zu anderen Lebensaltern ist zwar unstreitig zum Theil in unabänderlichen Naturgesetzen, zum Theil aber gewifs auch in Ursachen begründet, deren Beseitigung innerhalb des Bereichs der Möglichkeit liegt. Diese Ursachen aufzufinden und ihren verderblichen Einflufs zu heben oder doch zu mindern, ist eine der wichtigsten, aber auch der schwierigsten Aufgaben der Medicinal-Polizei. Durch angemessene Sorge für eine richtige physische Erziehung der Kinder wird ein Haupttheil dieser Aufgabe erfüllt. Die hierbei zu überwindenden Schwierigkeiten bestehen besonders darin, dafs über die physische Erziehung der Kinder überhaupt richtige Grundsätze sehr wenig verbreitet sind und in dieser Beziehung mit unzähligen Vorurtheilen gekämpft werden mufs, dafs ferner der Behörde über die, meist unter der Obhut der Eltern oder deren Stellvertreter stehenden Kinder eine unmittelbare Gewalt nicht überall zusteht, dafs daher die zu ergreifenden Maafsregeln nur zum Theil direkter Art sein können, und dafs eine Ueberwachung der Ausführung letzterer besonders innerhalb der Familien schwer zu bewerkstelligen ist. Hierin mag es begründet sein, dafs, obwohl wie in früherer so auch in neuester Zeit das physische Wohl der Kinder mehrfach Gegenstand öffentlicher Besprechung geworden ist, und von verschiedenen Seiten Vorschläge zur Verbesserung der ungünstigen Gesundheits- und Sterblichkeits-Verhältnisse derselben gemacht worden sind, diese Vorschläge doch, wenigstens in Preufsen, bis jetzt nur zu verhältnifsmäfsig geringen praktischen Resultaten geführt haben.

Die Aufforderung, hier auf administrativem Wege hülfreich einzugreifen, ist aber gegenwärtig um so dringender, als die neuesten statistischen Berechnungen gelehrt haben, dafs die Sterblichkeit der Kinder, besonders während des ersten Lebensjahres, im fortwährenden Steigen begriffen ist. Hoffmann *) giebt nämlich in dieser Beziehung Folgendes an:

Nach der Geburt starben in Berlin vor vollendetem ersten Lebensjahre:

	In d. Jahren 1820—1828	In d. Jahren 1832—1840
Von 100,000 ehelich erzeugten Knaben	17,351	18,237
Von 100,000 ehelich erzeugten Mädchen	14,734	15,607
Von 100,000 unehelich erzeugten Knaben	23,917	26,883
Von 100,000 unehelich erzeugten Mädchen	22,007	25,044
Von 100,000 neugebornen Kindern ohne Unterschied des Geschlechts und der ehelichen oder unehelichen Geburt überhaupt	16,562	17,595

Die Zahl der nach der Geburt vor Vollendung des ersten Lebensjahres Gestorbenen ist mithin innerhalb der letzten 20 Jahre nahe um 6¼ Proc. gewachsen, und statt dafs in dem Zeitraume 1820—28 von 6 lebend gebornen Kindern eins im ersten Lebensjahre starb, d. i. von 60 zehn, erlebten im Zeitraume 1832—40 schon von 57 zehn die Vollendung ihres ersten Lebensjahres nicht.

Es ist nicht mein Zweck, alle Umstände, welche diesem ungünstigen Verhältnisse zum Grunde liegen, zu besprechen; ich beabsichtige vielmehr nur, einen der wichtigsten Gegenstände der physischen Erziehung, nämlich die Ernährung der Kinder, einer ausführlicheren Erörterung zu unterwerfen. Durch zahlreiche Beobachtungen und Untersu-

*) S. Uebersicht der Geburten, neuen Ehen und Todesfälle in den Jahren 1816 bis mit 1841. Herausgegeben von J. G. Hoffmann. Berlin 1843. S. 9.

chungen, welche ich theils in der Privatpraxis, theils in dem hiesigen Poliklinikum für kranke Kinder und dem Elisabeth-Kinder-Hospital anzustellen Gelegenheit hatte, habe ich mich überzeugt, dafs in Berlin in Betreff der Ernährung der Kinder mehrfach gefehlt wird. Indem ich meine diesfälligen Erfahrungen und meine Ansichten über die zu ergreifenden Maafsregeln in Nachstehendem niederlege, glaube ich diesen Gegenstand als einen von höchster Wichtigkeit um deswillen der Aufmerksamkeit der Behörden dringend empfehlen zu dürfen, weil durch eine fehlerhafte Ernährung der Kinder in der ersten Lebenszeit nur zu oft der Grund zu einem Siechthum gelegt wird, welches später durch keine Heilmittel wieder vollständig zu heben ist und nicht selten einen frühen Tod oder eine körperliche und oft auch psychische Verkrüppelung zur Folge hat, welche die unglücklichen Verwahrlosten unfähig macht, nützliche Mitglieder der bürgerlichen Gesellschaft zu werden.

Die von der Natur dem neugebornen Kinde zugewiesene Nahrung ist die Muttermilch. Dieselbe reicht, wo sie in hinlänglicher Menge und von guter Qualität vorhanden ist, allein vollkommen aus, um das Kind während der ersten Monate seines Lebens zu ernähren. Das Selbstsäugen ist dabei nicht nur für die Gesundheit der Mutter vortheilhaft, sondern es kann die Muttermilch auch durch keine andere Nahrung für das Kind vollkommen ersetzt werden; vielmehr lehrt die Erfahrung, dafs sowohl die von Ammen gestillten, als auch die künstlich ernährten Kinder in einem viel ungünstigeren Mortalitätsverhältnisse sich befinden, als die Säuglinge der eigenen Mütter.

Die hieraus resultirende moralische Verpflichtung der Mütter zum Selbstnähren ist jedoch keine unbedingte. Im Gegentheil mufs das Selbstnähren unter gewissen körperlichen Verhältnissen der Mutter unterlassen werden. Diese sind zum Theil der Art, dafs sie das Stillen absolut unmöglich machen, wie: Mangel der Milch, Verkümmerung und Verbildung der Brüste und Brustwarzen u. s. w., Fehler, welche nicht immer unverschuldet sind, sondern häufig durch ein fehlerhaftes Verhalten während der Schwangerschaft, insbesondere durch das, hier in Berlin nur zu gewöhnliche Tragen enger, die Brüste und Brustwarzen zusammendrükkender und in ihrer Entwicklung hemmender Schnürbrüste veranlafst werden. Andererseits dürfen solche Mütter nicht stillen, welche an Krankheiten leiden, die theils durch das Säugen zu einer gefährlichen Höhe gesteigert werden würden, theils auf den Säugling übertragen werden oder doch vermöge ihres Einflusses auf die Qualität der Milch die Gesundheit desselben gefährden könnten, wie: Krebs, Schwamm u. s. w. der Brust, Scrofeln, Lungenschwindsucht, Gicht, Scorbut, Epilepsie, Syphilis, Hysterie u. s. w. Wenn dergleichen zum Säugen untaugliche Mütter dennoch stillen, so können hieraus für den Säugling die erheblichsten Nachtheile erwachsen. Ich bin jedoch geneigt, diesem Fehler in der Ernährung nur eine untergeordnete Stelle unter den Ursachen der ungünstigen Gesundheits- und Sterblichkeits-Verhältnisse der Kinder, wenigstens in Berlin, einzuräumen. In den höheren Ständen tritt nämlich der gedachte Fall deshalb seltener ein, weil dieselben im Allgemeinen für ihr körperliches Wohl sehr besorgt sind, sich des ärztlichen Rathes höchst fleifsig bedienen und von den Aerzten Sorge getragen wird, dafs kranke Mütter das Selbstnähren unterlassen. Unter den niederen Ständen kommt das Selbstnähren kranker Mütter etwas häufiger vor. Von manchen Krankheiten ist es jedoch auch unter diesen Ständen bereits allgemein bekannt, dafs dabei nicht gesäugt werden darf, was namentlich von der Epilepsie gilt. Ich erinnere mich keines Falles einer epileptischen Säugenden, wogegen mir von mehreren Frauen die Epilepsie als Grund des Nichtsäugens angeführt worden ist. Oefter sieht man schwindsüchtige Mütter stillen; dieselben werden jedoch in der Regel sehr bald durch eintretende Krankheitszufälle, Brustschmerzen,

Bluthusten u. s. w. von der Fortsetzung des Säugens abgehalten. Syphilis der Säuglinge ist in Berlin in den niederen Ständen keine ganz seltene Erscheinung. So wurden in dem Poliklinikum der Charité für kranke Kinder innerhalb zweier Jahre von 548 Kindern, die das erste Lebensjahr noch nicht überschritten hatten, 22 an Syphilis behandelt. Es fanden sich nämlich:

im Winter	$18\frac{39}{40}$	unter	151	Kindern	6	syphilitische,
im Sommer	1840	-	178	-	3	-
im Winter	$18\frac{40}{41}$	-	116	-	6	-
im Sommer	1841	-	103	-	7	-
			548		22.	

Die Syphilis wird jedoch in der Regel durch den Geburtsvorgang und viel seltener durch das Säugen von der Mutter auf das Kind übertragen. Letzteres ist erweislich nur dann der Fall, wenn die Säugende an syphilitischen Geschwüren der Brüste und Brustwarzen leidet, was ich bisher nur in 2 Fällen beobachtet habe.

Ungleich häufiger tritt der Fall ein, dafs zum Säugen taugliche Mütter ihre Kinder entweder gar nicht oder auf eine fehlerhafte Weise stillen, und hierin ist unzweifelhaft eine der hauptsächlichsten Ursachen des ungünstigen Sanitäts- und Mortalitäts-Verhältnisses der Kinder, besonders während des ersten Lebensjahres, gelegen. In Berlin verhält es sich in dieser Beziehung folgendermafsen:

In den niederen Ständen werden die unehelichen Kinder gröfstentheils nicht von ihren Müttern und nur sehr selten von anderen Frauen, denen sie zur Pflege übergeben sind, gesäugt. Letztere sind dann solche, denen entweder ihr eigenes Kind gestorben ist, oder welche neben dem ihrigen noch das fremde stillen, oder die ihr eigenes Kind bereits entwöhnt haben. Fast immer erhält also das fremde Kind eine ungenügende oder seinem Alter nicht angemessene Nahrung.

Von 30 unehelichen Kindern, über deren Ernährungsweise ich genauere Erkundigungen einzog, waren 5 von ihren Müttern, 5 von fremden Frauen gesäugt und 20 künstlich aufgefüttert (gepäppelt). Dies ergiebt ein Verhältnifs von $\frac{2}{3}$ künstlich gefütterten, $\frac{1}{6}$ von den eigenen Müttern und $\frac{1}{6}$ von fremden Frauen gestillten Kindern.

Der Grund des Nichtstillens liegt bei den Müttern dieser Kategorie meistentheils darin, dafs dieselben in Dienste, und zwar am häufigsten in Ammendienste treten. Unter den Müttern der oben erwähnten 30 Kinder waren 12 Ammen geworden. Ammendienste werden zwar zuweilen lediglich der nicht unbedeutenden äufseren Vortheile wegen, welche dieselben gewähren, von unehelich Geschwängerten genommen, und es ist mir sogar vorgekommen, dafs Eltern aus dieser Rücksicht ihre Töchter gezwungen haben, Ammen zu werden und die eigenen Kinder künstlich füttern zu lassen. In der Mehrzahl der Fälle jedoch ist der Eintritt in fremde Dienste den Müttern unehelicher Kinder durch die Noth geboten. Dies gilt namentlich von der grofsen Zahl aufserehelich geschwängerter Handarbeiterinnen und besonders Dienstboten, deren geringe Ersparnisse in der Regel zu ihrem Unterhalt während der letzten Schwangerschaftsmonate und des Wochenbettes verwendet worden sind, und welchen dann nach der Niederkunft kein anderes Subsistenzmittel, als das Eingehen eines neuen Dienstverhältnisses, zu Gebote steht.

Ganz anders verhält es sich mit den ehelichen Kindern der niederen Stände. Verhältnifsmäfsig selten wird hier das Stillen von den Müttern unterlassen und dann theils aus Gründen, welche sich auf krankhafte Körperverhältnisse beziehen, theils weil Frauen dieser Stände bisweilen aus Rücksicht für die Erhaltung ihrer Familie genöthigt sind, dem Broderwerbe aufser dem Hause nachzugehen und unter solchen Umständen weder die für das Wohlsein des Säuglings erforderlichen diätetischen und anderen Vorsichtsmafsregeln befolgen, noch auch das Kind überall mit sich führen können. Ungleich häufiger aber säugen die Frauen der niederen Stände ihre Kinder selbst, theils weil das Selbststillen mit weniger Mühe und Kosten verbunden ist, als das künstliche Auffüttern oder gar das Halten von Ammen, theils weil in der That in diesen Ständen eine rege, auf das wahre Wohl des Säuglings bedachte mütterliche Liebe nicht selten vorwaltend ist. Unter 113 ehelichen Kindern der niederen Stände fand ich nur 12 künstlich gefütterte, 100 waren von ihren Müttern und 1 Anfangs von der Mutter, später von einer anderen Frau gesäugt. Man kann also annehmen, dafs nur $\frac{1}{9}$ dieser Kinder künstlich gefüttert wird.

Nichtsdestoweniger ist der Erfolg des Selbstsäugens für die Kinder letztgedachter Kategorie nicht immer günstig. Der Grund hiervon liegt darin, dafs das Säugungsgeschäft nicht überall in richtiger Weise ausgeführt wird. Im Allgemeinen geschieht es seltener, dafs die Kinder zu früh entwöhnt werden; viel häufiger werden dieselben zu lange gestillt und zwar theils in der irrthümlichen Ansicht, dafs dies zum Wohle der Kinder diene, theils in der Absicht, dadurch vor einer neuen Schwangerschaft geschützt zu bleiben.

Ueber 80 bereits entwöhnte Kinder habe ich in dieser Beziehung Erkundigungen eingezogen. Es waren davon

4	Kinder	1 — 2	Monate	lang	gesäugt,
9	-	4 — 6	-	-	-
13	-	8 — 10	-	-	-
24	-	11 — 13	-	-	-
29	-	14 — 19	-	-	-
1	-	30	-	-	-
80					

Nimmt man nun als die normale Durchschnittszeit des Säugens 8 bis 10 Monate an, so waren von diesen 80 Kindern 13, also etwa $\frac{1}{6}$, zur rechten Zeit, eben so viele zu früh, und 54, also etwa $\frac{2}{3}$, zu spät entwöhnt.

Bei weitem schädlicher, als die nicht rechtzeitige Entwöhnung, ist die unter den Müttern der in Rede stehenden Stände sehr verbreitete Gewohnheit, den Kindern sehr bald nach der Geburt gleichzeitig mit der Muttermilch eine andere, künstliche, consistente Nahrung, Semmel-, Mehl-, Kartoffelbrei u. dgl. zu reichen, oder dieselben auch wohl an den Mahlzeiten der Erwachsenen vollständig Theil nehmen zu lassen. Als Grund hiervon hört man in der Regel anführen, dafs dies den Kindern zu ihrer Sättigung nöthig sei. Unter 77 Säuglingen fand ich nur 15, also etwa $\frac{1}{5}$, bei welchen das Säugungsgeschäft in dieser Beziehung richtig ausgeführt war, die übrigen 62 hatten sämmtlich neben der Mutterbrust eine mehr oder weniger unpassende, meistens höchst schädliche andere Nahrung erhalten. Es liegt in der Natur der Sache, dafs hier keine unredliche Absicht, sondern nur Unkenntnifs des Richtigen zum Grunde liegen kann, was darin seine Bestätigung findet, dafs die Mehrzahl der Mütter der ärztlichen Belehrung willig Folge leistet. Leider kommt aber diese Belehrung häufig für das Wohl der Kinder zu spät, da gerade in der gedachten unpassenden Ernährung eine grofse Anzahl verheerender Krankheiten der Kinder begründet ist und dadurch oft tödtliche Leiden der Verdauungsorgane, Abzehrung u. s. w. herbeigeführt werden, auf welche ich unten näher zurückkommen werde.

Unter den wohlhabenderen Ständen kommen aufsereheliche Geburten verhältnifsmäfsig so selten vor, dafs dieselben hier füglich nicht berücksichtigt werden dürfen. Die ehelichen Kinder dieser Stände werden verhältnifsmäfsig weit seltener, als in den niederen Ständen, von den eigenen Müttern gesäugt. Dies ergiebt sich schon aus der grofsen Zahl der in Berlin jährlich vermietheten Ammen. Leider ist es mir nicht gelungen, in dieser Beziehung bestimmte Zahlen-Verhältnisse zu ermitteln, da in den Registern des K. Polizei-Präsidii die Ammen ohne besondere Bezeichnung unter den übrigen Dienstboten mitgeführt werden. Jedoch lehrt die tägliche Erfahrung, dafs die bereits i. J. 1825 von Casper *) gemachte Bemerkung: das Bedürfnifs nach Ammen in Berlin scheine in dem Mafse zuzunehmen, als gerade die Erfahrungen der Aerzte über die Nützlichkeit des Selbststillens sich vermehren, noch heute seine Richtigkeit hat. Der Grund hiervon liegt theils in der Scheu vor der mit mancherlei Entsagungen verknüpften Lebensweise, die das Säugen erfordert, theils in der, durch sociale Verhältnisse bedingten, relativen Unmöglichkeit, sich dieser Lebensweise zu unterziehen, in der Furcht vor dem Verluste gewisser körperlicher Vorzüge u. s. w., wozu noch kommt, dafs bei Wohlhabenden der Ernährungsweise der Kinder durch Ammen pecuniäre Rücksichten nicht entgegenstehen. Sehr häufig waltet dabei die vollkommenste Unkenntnifs über die Nachtheile ob, welche dem Säuglinge aus der Entziehung der Muttermilch erwachsen können.

In den Fällen aber, wo von Müttern höherer Stände die Kinder auch wirklich selbst gesäugt werden, gedeihen dieselben doch sehr häufig nicht in erwünschter Weise. Seltener findet hier ein zu langes Stillen, viel öfter ein zu frühes Entwöhnen Statt, welches grofsentheils seinen Grund in Mangel an Milch, wie er bei schwächlichen, verzärtelten Constitutionen eintreten mufs, oder darin seinen Grund hat, dafs Frauen von zarter Körperbeschaffenheit durch das Säugungsgeschäft überhaupt leicht entkräftet und namentlich nervös ergriffen werden. Ganz besonders aber wird von den Frauen dieser Stände darin gefehlt, dafs sie diejenige gleichmäfsige und einfache Lebensweise nicht führen und diejenige geistige und körperliche Ruhe sich nicht zu bewahren wissen, welche zur Erzeugung einer gesunden, an Nahrungsstoffen reichen Milch erforderlich ist, wobei dann auch nicht selten die gehörige Ordnung im Stillen verabsäumt wird.

---

*) Beiträge zur medicinischen Statistik und Staatsarzneikunde von Dr. J. L. Casper. Berlin 1825. S. 183.

In den wohlhabenderen Ständen wird der Mangel der Muttermilch in der Regel durch Ammenmilch, in den ärmeren Klassen durch das künstliche Auffüttern (Päppeln) ersetzt.

Die Ammenmilch ist zwar allerdings der beste Ersatz für die Muttermilch, jedoch selten von gleicher Gedeihlichkeit für das Kind. Die Sterblichkeit der von den eigenen Müttern gestillten Kinder verhält sich zur Sterblichkeit der von Ammen gesäugten Kinder wie 3:5 *). Damit die Milch einer Amme dem Kinde zuträglich sei, mufs letztere gewisse Eigenschaften besitzen, welche schwer in einer Person vereinigt angetroffen werden. Die Anforderungen, welche man an eine gute Amme zu machen berechtigt ist, sind im Wesentlichen folgende: Das Kind der Amme mufs vollkommen gesund und wohlgenährt sein. Sie selbst mufs eine moralisch gute, nicht leichtsinnige Person, von ruhigem Temperament und sanftem Charakter, besonders nicht den Leidenschaften des Zorns, Trunks und der geschlechtlichen Ausschweifung ergeben sein, Umstände, welche nur durch die genausten Erkundigungen über das frühere Leben der Amme und in der Mehrzahl der Fälle sehr schwierig zu ermitteln sind. Die Amme mufs sich ferner in einem Alter von 20 bis 30 Jahren befinden, ungefähr zu gleicher Zeit niedergekommen sein, wie die Mutter des zu stillenden Kindes, gehörig ausgebildete Brüste und Brustwarzen besitzen und namentlich nicht an denjenigen Krankheiten leiden, welche bereits oben als Hindernisse des Säugens bezeichnet sind. Von dem gröfsten Belange ist die Beschaffenheit der Milch der Amme. Ob diese eine gute sei, ist nicht leicht zu bestimmen, und besonders sind die Prüfungsmethoden älterer Aerzte nach Geruch, Geschmack, Consistenz, Farbe u. s. w., welche auch jetzt noch die fast allein üblichen sind, sehr trügerisch und unzureichend. In neuerer Zeit hat man sich bemüht, durch

*) Casper l. c. S. 185.

chemische und mikroskopische Hülfsmittel eine weniger trügliche Prüfung der Ammenmilch anzustellen.

D'Arcet*) fand zuerst bei Untersuchung der Kuhmilch, dafs diejenigen Kühe, welche in Ställen eingeschlossen leben, fast stets eine saure oder nur sehr wenig alkalisch reagirende Milch liefern, während diejenigen, welche im Freien und auf guten Weideplätzen leben, gewöhnlich eine sehr alkalische Milch geben. Bei der Untersuchung von Ammen, welche von d'Arcet begonnen und von Petit fortgesetzt wurde, ergab sich, dafs die Milch der meisten Ammen alkalisch reagirt, dafs aber die saure Beschaffenheit der Milch mancher Ammen eine sehr mächtige Krankheits- und Sterblichkeits-Ursache für die Kinder sei. Die Kinder derjenigen Ammen, die alkalische Milch lieferten, erbrachen sich niemals oder wenigstens sehr selten, verdauten vollkommen gut u. s. w., während diejenigen, welche saure oder sehr schwach alkalisch reagirende Milch bekamen, dieselbe fast unmittelbar in gröfseren oder kleineren Klumpen ausbrachen. Hiermit übereinstimmend erklärte Dr. Schneemann, dafs nach seinen Beobachtungen die Milch sehr gesunder Ammen stets eine alkalische Reaction gezeigt habe und nur bei so beschaffener Milch die Säuglinge vortrefflich gediehen seien. Ganz dieselbe Beschaffenheit habe die Milch der besten Kühe auf den holländischen Meiereien. Dagegen habe sich Ammenmilch, welche das Lakmuspapier röthete, fast ohne Ausnahme nachtheilig für die Kinder erwiesen, Durchfall, Wundsein und andere Krankheiten erzeugt und diese nachtheiligen Eigenschaften nur dadurch verloren, dafs die Ammen veranlafst wurden, vorzugsweise alkanische Getränke zu sich zu nehmen. Andere Beobachter, wie: Donné und Simon, fanden die Milch stets alkalisch. Ich selbst habe die Milch von etwa 30 Säu-

*) *Revue médicale. Févr.* 1839. Schmidt Jahrbücher Band 23 Seite 145.

genden mit Lakmuspapier untersucht und zwar nie eine entschiedene Röthung desselben, zuweilen aber ein neutrales Verhalten und sehr verschiedene Grade der Alkalescenz gefunden. Die Kinder, die mit neutraler oder sehr schwach alkalischer Milch genährt wurden, litten meist an Erbrechen und Durchfall und waren abgemagert. Hiernach mufs ich mich im Gegensatz zu der neuerdings von Marchand *) aufgestellten Behauptung, dafs im normalen Zustande die Milch das Lakmuspapier röthe, dahin erklären, dafs eine gesunde Milch stark alkalisch sein müsse, und dafs eine saure, neutrale oder sehr schwach alkalische Beschaffenheit derselben für den Säugling nachtheilige Folgen haben könne.

Donné hat ferner durch mikroskopische Prüfung eine gute von einer schlechten Frauenmilch zu unterscheiden gesucht. Nach ihm enthält das *Colostrum* aufser den Milchkügelchen noch eigenthümliche Körperchen, welche er körnige Körper *(corps granuleux)* nennt. Die Milchkügelchen im *Colostrum* sind meistens zusammengeballt und unter einander durch eine schleimige Masse vermischt. Diese Bestandtheile des *Colostrum* verschwinden erst gänzlich gegen Ende des ersten Monates des Wochenbettes. Um diese Zeit zeigt eine Milch von guter Beschaffenheit keine Spur von *Colostrum* mehr, und die Kügelchen sind frei von einander geschieden, regelmäfsig und zahlreich. Die reine und vollkommene Milch bleibt, wenn sie kalt mit concentrirtem Ammoniak behandelt wird, durchsichtig und wird nicht schleimig; das *Colostrum*, auf dieselbe Weise behandelt, wird glarich *(glaireux)* und Faden ziehend und verwandelt sich selbst in eine Masse, die man ihrer Zähigkeit wegen nur schwer in mehrere Theile trennen kann. Die Milch kann nun im Zustande von *Co-*

*) Lehrbuch der physiologischen Chemie von Dr. R. F. Marchand. Berlin 1844. S. 355.

lostrum nicht allein über den gewöhnlichen Zeitraum hinaus, sondern sogar mehrere Monate und bis an das Ende des Stillens beharren, eine krankhafte Beschaffenheit, durch welche die Milch in ihren gewöhnlichen, physikalischen Eigenschaften (Färbung, Consistenz u. s. w.) nicht verändert wird, und die nur mittelst des Mikroskops erkannt werden kann. So fand Donné dem Anscheine nach gute Milch bei gesunden und gut aussehenden Ammen, in der die Elemente des *Colostrum* noch lange Zeit, nachdem jede Spur derselben hätte verschwunden sein müssen, vorhanden waren. Sehr häufig fand Donné bei einer solchen Milch die Kinder in einem kümmerlichen Zustande, als ob sie eine ungenügende oder ungesunde Nahrung erhielten. Er sagt in dieser Beziehung: „Ich bin im Besitz einer grofsen Anzahl von Beobachtungen, wo der verderbliche Einflufs einer solchen Milch evident ist, und mehrere ausgezeichnete Aerzte in Paris sind mit mir Zeugen der Veränderung gewesen, welche in dergleichen Fällen die reine Milch einer guten Amme bewirkt. Ich kann sagen, dafs dies gegenwärtig ein, in die Praxis derjenigen Aerzte, welche mit der Wissenschaft Schritt halten, übergegangenes *Factum* ist." — Nach Donné's Untersuchungen läfst sich ferner aus der Menge der Milchkügelchen auf den Reichthum der Milch an Nahrungsstoffen schliefsen. Donné beobachtete, dafs kümmerliche Ammen, welche wenig, zur Ernährung des Kindes nicht genügende Milch hatten, eine an Kügelchen arme Milch darboten, und dafs die Säuglinge in diesen Fällen an Durchfall und Soor litten. Eine an Milchkügelchen zu reiche Milch wirkte durch ein Uebermafs an nährenden Stoffen ebenfalls nachtheilig auf die Gesundheit des Kindes ein. — Endlich hat Donné noch dargethan, dafs man mittelst des Mikroskops die Vermischung von Eiter mit der Milch erkennen kann, noch ehe ein Abscefs äufserlich wahrnehmbar ist. Die Vermischung von Blut mit der Milch wird durch Wahrnehmung der Blutkügelchen unter dem Mikroskope erkannt *).

Der *Conseil général des hospices* liefs durch eine besondere Commission die Donnéschen Untersuchungen prüfen. In dem, von Orfila als Präsidenten, Moreau, Velpeau, Baron, Blandin und Louis als Berichterstattern unterzeichneten, unter dem 10. November 1837 erstatteten Berichte dieser Commission heifst es: durch die Donnéschen Untersuchungen sei unwiderlegbar erwiesen, dafs die guten und schlechten Eigenschaften der Milch, ihre Armuth und ihr Reichthum an Nahrungsstoff mittelst des Mikroskops unter Beihülfe einiger Reagentien (des Aethers und Ammoniaks) genau geschätzt werden könnten, und es sei zu wünschen, dafs die Administration der Hospitäler die von Donné gewonnenen Resultate benutze. Letzteres ist denn auch gegenwärtig im ausgedehntesten Mafsstabe der Fall, indem bereits seit mehreren Jahren der *Conseil général des hospices* die Milch aller Ammen nach Donnés Angaben untersuchen läfst.

Von der Richtigkeit dieser Donné schen Angaben habe ich mich selbst durch eine Reihe von Untersuchungen, die ich in Gemeinschaft mit dem Dr. Simon angestellt habe, überzeugt. Wir untersuchten zunächst die Milch mehrerer gesunder Wöchnerinnen auf der geburtshülflichen Station der hiesigen Charité und überzeugten uns von dem Vorhandensein der körnigen Körper im *Colostrum*, deren Menge mit dem Vorrücken der Säugezeit abnimmt. Aufserdem untersuchten wir die Milch von zehn Frauen, welche sich in verschiedenen Perioden der Säugezeit befanden. Bei drei Frauen, deren Kinder *resp.* 2, 5 und 10 Monat alt waren, fanden wir in der Milch, aufser den Milchkügelchen, noch Colostrumkörperchen vor. Eins dieser Kinder litt an Erbrechen und Durchfall, und das dritte, 10 Monate alte,

---

*) *Cours de Microscopie par Al. Donné, Paris* 1844. *pag.* 411.

dessen Mutter bereits 43 Jahre alt war, an der Abzehrung (*Atrophia lactantium*). In zwei Fällen fanden wir eine merklich geringe Menge von Milchkügelchen, welche theilweise conglomerirt und in kleinen Haufen an einander hängend waren. In beiden Fällen war die Milch sehr schwach alkalisch. Eins der betreffenden Kinder, 2 Monate alt, litt an Erbrechen und Durchfall, das andere, 1 Jahr und 3 Monate alt, an *Impetigo larvalis*. In den übrigen 5 Fällen fanden wir keine wahrnehmbaren Abnormitäten in der mikroskopischen Beschaffenheit der Milch.

Aus allem diesem glaube ich mit Sicherheit schliefsen zu können, dafs, um ein richtiges Urtheil über die Brauchbarkeit einer Amme fällen zu können, die chemische und mikroskopische Untersuchung ihrer Milch nicht übergegangen werden darf.

Wie schon oben bemerkt, ist es sehr schwer, Ammen zu finden, welche alle vorerwähnten körperlichen und moralischen Eigenschaften in sich vereinigen. So konnte man im Ammen-Comptoir zu Stockholm im Jahre 1764 von 295 Personen, die sich gemeldet, nur 152 annehmen *), und von Siebold **) fand unter 44 Frauen vom Lande nur eine, welche allen, an eine gute Amme zu machenden Anforderungen entsprach. Dabei wird das Urtheil über den Werth der Ammen durch verschiedene Verhältnisse sehr erschwert. Hierzu gehört zuvörderst, dafs nur ein Theil ihrer Eigenschaften durch die unmittelbare Untersuchung zu constatiren ist, dafs aber manche höchst wesentliche Umstände, wie: die moralischen Qualitäten der Ammen, die Zeit ihrer Niederkunft u. s. w. nur durch die genausten Erkundigungen, welche in vielen Fällen, besonders

*) Rosen v. Rosenstein Anweisung zur Kenntnifs und Kur der Kinder-Krankheiten. Aus dem Schwedischen von J. A. Murray, S. 468. Anmerk.

**) Encyclop. Wörterbuch der med. Wissenschaften. Berlin 1828, Bd. 2. S. 208.

bei den vom Lande kommenden Ammen, sehr schwer und kaum mit vollkommener Sicherheit vor Täuschungen einzuholen sind, ermittelt werden können. Dazu kommen die, in Berlin mit gröfster Schamlosigkeit betriebenen, absichtlichen Betrügereien der Ammen, welche besonders durch die Ammen-Vermietherinnen auf das Gewissenloseste begünstigt werden. So ist es ein ganz gewöhnlicher Kunstgriff der Berliner Ammen, dafs sie die Tracht der Bäuerinnen anlegen, um sich den Schein zu geben, als seien sie vom Lande, da bekanntlich dergleichen Ammen am meisten gesucht werden. Ein solcher Betrug würde zwar bei einer übrigens guten Amme von geringem Belange sein, im entgegengesetzten Falle aber ist er in so fern erheblich, als er von den, in der Stadt leichter einzuziehenden Erkundigungen über dieselbe abhält. Wichtiger ist, was ebenfalls häufig vorkommt, dafs die Ammen falsche Angaben über die Zeit ihrer Niederkunft machen, dafs solche, welche wenig Milch haben, vor der ärztlichen Untersuchung ihre Kinder längere Zeit nicht stillen, wodurch eine Ansammlung von Milch in den Brüsten bewirkt und der Schein erregt wird, als sei dieselbe in reichlicher Quantität vorhanden. Syphilitische Ammen pflegen ihre Geschlechtstheile kurz vor der Untersuchung mit adstringirenden Wässern zu waschen, um dadurch syphilitische Ausflüsse zu verbergen. Andere, deren Kinder gestorben oder krank und verkümmert sind, zeigen fremde, gesund aussehende Kinder statt ihrer eigenen vor u. s. w.

Ueber die körperlichen Eigenschaften der Ammen können begreiflicherweise Nichtärzte sich keinen genügenden Aufschlufs verschaffen. Nichts desto weniger wird nicht von allen Müttern in dieser Beziehung der ärztliche Rath eingeholt. Aber auch wo letzteres geschieht, wird dennoch eine gründliche Untersuchung der Ammen nur in den allerseltensten Fällen ausgeführt. Zu einer solchen gehört nämlich, nach dem heutigen Stande der Wissenschaft, nicht allein die Betrachtung des Kindes und die äufsere Beschauung des Körpers der Amme, ihrer Zähne, Brüste, Milch u. s. w. (worauf sich in der gewöhnlichen Praxis fast immer die ärztliche Untersuchung beschränkt), sondern es ist dazu aufserdem besonders die Untersuchung der Geschlechtstheile mittelst des *Speculum uteri* und, aus oben erwähnten Gründen, die der Milch auf chemischem und mikroskopischem Wege erforderlich. Diese Prüfung, welche allein zu einem sicheren Resultate führen kann, ist jedoch eine mehr oder weniger mühsame und erfordert einen gewissen Aufwand von Zeit, so wie eine genaue Kenntnifs der chemischen und mikroskopischen Eigenschaften der normalen und anomalen Ammenmilch und eine Uebung in dem Gebrauche der dabei in Anwendung kommenden Instrumente, wie sie weder allen Aerzten eigen ist, noch auch füglich von denselben gefordert werden kann.

Bei diesen Schwierigkeiten, welche sich der Beurtheilung des Werthes der Ammen entgegenstellen und bei der factischen Vernachlässigung der, zur Ermittelung der körperlichen Qualification derselben wichtigsten Hülfsmittel ist es erklärlich, wie eine grofse Zahl physisch und moralisch untauglicher Ammen Dienste findet, und die tägliche Erfahrung lehrt, wie dieselben oft auf das Gewissenloseste mit den ihnen anvertrauten Säuglingen umgehen. Es ist hiesigen Ortes eben nichts Seltenes, dafs aus diesem Grunde ein Säugling von zwei, drei, vier, ja, wie mir in einem Falle vorgekommen ist, von fünf verschiedenen Ammen nach einander gestillt werden mufs. Die hieraus entspringenden Nachtheile für die Gesundheit und das Leben der Säuglinge liegen am Tage, und eine nicht geringe Zahl von Aerzten in Berlin ist bereits dahin gekommen, unter den jetzt obwaltenden Verhältnissen die künstliche Ernährung dem Gesäugtwerden durch eine Amme vorzuziehen.

In den niederen Ständen, wo das Halten von Ammen zu kostspielig ist, dient, wie oben angeführt, mit seltenen

Ausnahmen die künstliche Auffütterung, das Päppeln, zum Ersatze der Muttermilch. Diese Ernährungsweise ist an und für sich für das Kind die ungünstigste und kann nur, wenn sie nach richtigen Grundsätzen und mit ausnehmender Sorgfalt ausgeführt wird, gedeihlich sein *). Solche Grundsätze sind aber weder im Publikum, noch allen Aerzten genügend bekannt, und es wird in dieser Beziehung theils aus Vorurtheilen und Unkenntnifs des Richtigen, theils aus Nachlässigkeit nicht selten wahrhaft barbarisch verfahren. Schwere und von den zarten Verdauungsorganen der Kinder nicht zu überwältigende Nahrungsmittel, dicke Kartoffel-, Mehl- und Semmel-Breie werden den Kindern in der Mehrzahl der Fälle von den ersten Lebenstagen an gereicht, und auf die Frage, welche Nahrung Kindern im Alter von einigen Monaten gegeben wird, erhält man von

*) Die zweckmäfsigste Art der künstlichen Auffütterung ist meines Erachtens die, dafs die Kinder in den ersten Lebensmonaten nur eine Mischung aus gleichen Theilen Kuhmilch und schwachen Fenchelthees, später eine Mischung aus Milch und Kalbfleischbrühe erhalten. Im Fall der Noth kann man, statt Fleischbrühe zu nehmen, die Milch mit einem Eigelb abziehen. Schwächliche, atrophische Kinder müssen die Fleischbrühe schon in den ersten Lebensmonaten erhalten. — Die Ernährung der Kinder mittelst Fleischbrühe und Milch ist zuerst von Bretonneau eingeführt. Derselbe liefs den Säuglingen im Hospitale zu Tours eine Mischung von Kuhmilch und guter Rindfleischbrühe geben und beobachtete, dafs nach Einführung dieser Mischung die *Atrophia mesenterica* verschwand *). Der Geheime Ob.-Med.-Rath Dr. Barez läfst sowohl in der Privatpraxis, als auch bei den von der Charité aus behandelten Kindern die Mischung aus Kalbfleischbrühe und Milch anwenden und habe ich hundertfältig Gelegenheit gehabt, mich von den vortrefflichen Erfolgen dieser Ernährungsweise zu überzeugen. Die meisten anderen Ernährungsarten der Kinder, namentlich auch die von Zwierlein so sehr gerühmte mit Ziegenmilch, haben sich nicht bewährt.

*) *S. Nouv. Journ. de méd. chim. ph. etc. Aout.* 1818.

Eltern und Pflegeeltern sehr gewöhnlich die Antwort: „Alles, was wir essen". Dazu kommt, dafs zwar bei den ehelichen Kindern die künstliche Fütterung gröfstentheils durch die Mütter selbst geschieht, die überwiegende Mehrzahl der unehelichen Kinder jedoch s. g. Haltefrauen zum Aufpäppeln übergeben wird und der mütterlichen Beaufsichtigung und Fürsorge gänzlich entbehrt. Die Zahl dieser Kinder, der s. g. Haltekinder, ist in Berlin ausnehmend grofs. Erwägt man, dafs von dem, seit 1840 bestehenden Vereine zur Beaufsichtigung der Haltekinder im Laufe des Jahres 1843 1127 noch nicht 4 Jahr alte Haltekinder beaufsichtigt wurden, und dafs damals unzweifelhaft eine bedeutende Anzahl derselben dem Vereine noch nicht angemeldet war, so kann man die Anzahl der, in Berlin jährlich vorhandenen Haltekinder auf nahe 2000 anschlagen. Bei den Haltefrauen, welche das Aufpäppeln der Kinder nur des Geldgewinnes wegen übernehmen und als ein Gewerbe betreiben, wird aber Gewissenhaftigkeit und Sorgfalt in diesem schwierigen Geschäfte, welches, wenn es mit Erfolg ausgeführt werden soll, die Zeit und Aufmerksamkeit einer Person fast ungetheilt in Anspruch nimmt, nur zu häufig vermifst. Dabei ist zu berücksichtigen, dafs die Vergütigung, welche den Haltefrauen von den Müttern unehelicher Kinder gewährt wird, meistens sehr unbedeutend (in der Regel 2 bis 4 Thaler monatlich) und oft kaum genügend ist, um davon die, zur Ernährung eines Kindes erforderlichen Nahrungsmittel in hinreichender Menge und von guter Qualität zu beschaffen.

Ich glaube mich einer näheren Beschreibung des unerfreulichen Schauspiels, welches der Anblick solcher armen, unter den Händen roher oder unwissender Haltefrauen verwahrlosten Geschöpfe gewährt, überheben und es bei der Versicherung bewenden lassen zu können, dafs auf diese Weise mehr Saame des Todes, als durch die verheerendsten Epidemieen gestreut wird.

In diesen Verhältnissen ist unzweifelhaft einer der vorzüglichsten Gründe der grofsen Sterblichkeit der unehelichen Kinder belegen. Diese verhielt sich nämlich in Berlin in den Jahren 1839 bis 1843 folgendermafsen:

1839	starben von	1439	unehel. Kindern	915,
1840	- -	1544	- -	914,
1841	- -	1473	- -	898,
1842	- -	1765	- -	905,
1843	- -	1933	- -	907.

Es starben mithin durchschnittlich *circa* $\frac{5}{8}$ der unehelichen Kinder, und wenn sich in den letzten Jahren das Verhältnifs etwas günstiger stellt, so ist man berechtigt, darin eine heilsame Folge der Wirksamkeit des unten näher zu erwähnenden Vereins zur Beaufsichtigung der Haltekinder zu finden.

Die nachtheiligen Folgen einer fehlerhaften Ernährung welche begreiflicherweise nicht auf das Säuglingsalter beschränkt sind, sondern sich auch im späteren Leben geltend machen, äufsern sich unter verschiedenen Krankheitsformen. Zu diesen wird von vielen Aerzten die Scrofelkrankheit gerechnet, welche, in Berlin endemisch herrschend, die Gesundheit und das Leben einer überaus grofsen Zahl von Kindern gefährdet. Es ist jedoch keineswegs sicher, dafs die Scrofeln mit einer fehlerhaften Ernährung überall im Causalzusammenhange stehen, vielmehr walten über die eigentlichen Ursachen derselben noch gegründete Zweifel ob, und scheint besonders nach Baudelocq's Untersuchungen der Einflufs einer ungesunden Luftbeschaffenheit, wie sie in grofsen Städten herrschend ist, zur Erzeugung dieser, in solchen Städten bei höheren und niederen Ständen gleich häufig, auf dem Lande aber ungleich seltener vorkommenden Krankheit von wesentlicher Bedeutung zu sein, weshalb ich die Scrofeln hier nicht weiter berücksichtigen zu müssen glaube.

Weniger zweifelhaft ist es, dafs die Englische Krankheit (*Rhachitis*) in einer unangemessenen Ernährung begründet ist. Dies wird aus Marchand's Untersuchungen wahrscheinlich, nach welchen das Wesen dieser Krankheit in einem krankhaften Zustande des Magens und der Verdauung besteht, wodurch eine übergrofse Menge von Milchsäure erzeugt wird, welche die Knochenerde auflöst und mit der Auflösung in den Harn übergeht. So wie der Nachtheil einer vegetabilischen und der Nutzen einer animalischen Kost bei der Behandlung dieser Krankheit evident ist, so wird aller Wahrscheinlichkeit nach die Entstehung derselben durch eine überwiegend vegetabilische, oder auch durch Ernährung mittelst Milch, wenn dieselbe zu lange fortgesetzt wird oder die Milch von schlechter Qualität, namentlich zu reich an Milchsäure ist, bedingt. Ich bin geneigt, einer schlechten Milch einen Haupteinflufs auf die Erzeugung dieser Krankheit zuzuschreiben, da ich unter 68 rhachitischen Kindern 63 gesäugte und nur 5 künstlich gefütterte fand.

Die Englische Krankheit kommt in Berlin ziemlich häufig vor. In dem Poliklinikum der Charité für kranke Kinder wurden behandelt:

im Winter	18$\frac{39}{40}$	unter	698	Kranken	67	Rhachitische,
im Sommer	1840	-	1150	-	73	-
im Winter	18$\frac{40}{41}$	-	832	-	71	-
im Sommer	1841	-	671	-	70	-
			3351		281.	

Es litt also *circa* $\frac{1}{12}$ aller kranken Kinder an der *Rhachitis*.

Koliken, Durchfälle, Brechdurchfälle und Magenerweichung, Krankheiten, an welchen in Berlin jährlich eine grofse Anzahl von Kindern im Säuglingsalter stirbt, sind sehr häufig die unmittelbaren Folgen einer fehlerhaften Ernährung. Da aber dieselben Krankheitsformen auch mit gewissen epidemischen und Witterungs-Einflüssen im ursächlichen Zusammenhange stehen, und in den einzelnen

Fällen das Ueberwiegen des einen oder des anderen Causal-Moments nicht immer mit Bestimmtheit nachgewiesen werden kann, so würden numerische Angaben über die Häufigkeit des Vorkommens dieser Krankheiten für den Zweck der Ermittelung des Einflusses einer ungesunden Nahrung auf die Gesundheit der Kinder nur von untergeordnetem Werthe sein und unsichere Resultate liefern, weshalb ich auf solche Angaben nicht näher eingehen zu dürfen glaube.

Auch Krämpfe der Kinder entstehen häufig im unmittelbaren oder mittelbaren Gefolge einer ungesunden Nahrung. Unter anderen sind die Fälle nicht selten, wo Kinder, welche von Ammen bald, nachdem heftige Leidenschaften auf dieselben eingewirkt hatten, an die Brust gelegt wurden, sofort von tödtlichen Krämpfen befallen wurden. Da jedoch die Ursachen der Krämpfe sehr mannigfaltig sind, so enthalte ich mich gleichfalls numerischer Angaben über dieselben.

Anders verhält es sich mit der sogenannten *Atrophia lactantium s. simplex*, der Abzehrung der Säuglinge. Diese Krankheit, welche wesentlich von den durch Bauchscrofeln verursachten Atrophie verschieden ist, hat nämlich ihren Grund in einer, den Verdauungs-Organen des Kindes nicht angemessenen Nahrung, welche nicht gehörig verdaut, also nicht zur Ernährung des Körpers verwandt werden kann, so dafs solche Kinder den Verhungernden gleich zu achten sind. Diese Krankheit ist leider, zum augenfälligen Beweise des verheerenden Einflusses einer fehlerhaften Ernährung, in Berlin unter den Kindern höherer und niederer Stände, besonders aber letzterer, ausnehmend häufig und theils an und für sich, theils dadurch tödtlich, dafs atrophische Kinder zu anderen Krankheiten, namentlich der Verdauungsorgane, höchst prädisponirt und dieselben zu überstehen weniger fähig sind.

In dem Poliklinikum der Charité für kranke Kinder

wurden in einem Zeitraume von $2\frac{1}{2}$ Jahren unter 701 Kindern im 1sten Lebensjahre 152 an der *Atrophia simplex* behandelt, nämlich:

im Winter $18\frac{39}{40}$	litten unter	151	Kindern	29	a. d. Atrophie,
im Sommer 1840	- -	178	-	39	- -
im Winter $18\frac{40}{41}$	- -	116	-	22	- -
im Sommer 1841	- -	103	-	24	- -
im Sommer 1842	- -	153	-	38	- -
		701		152.	

Dies ergiebt das überraschend ungünstige Resultat, dafs die Anzahl der Atrophischen zu sämmtlichen Erkrankten sich verhielt wie 1:4,6, also mehr, als der fünfte Theil aller Kinder, im 1sten Lebensjahre an der Atrophie litt.

Ganz besonders verheerend zeigt sich diese Krankheit unter den sogenanten Päppelkindern, von denen man fast sagen kann, dafs sie nur ausnahmsweise davon verschont bleiben. Unter 40 Päppelkindern fand ich 27, also fast $\frac{3}{4}$, an der Atrophie leidend.

Bei 45 atrophischen Kindern, welche im Poliklinikum der Charité und im Elisabeth-Kinder-Hospital behandelt wurden, habe ich mich genau nach der Ernährung erkundigt und folgende Notizen gesammelt: 18 davon waren Päppelkinder, 2 waren von Ammen gestillt, von denen die eine bereits vor 14 Monaten geboren hatte, die andere zugleich ihr eigenes Kind stillte und dies sowohl, wie das fremde, zugleich päppelte. Die übrigen Kinder waren, mit Ausnahme von dreien, sämmtlich entweder in den ersten Wochen nach der Geburt entwöhnt oder hatten zugleich mit der Muttermilch eine unverdaulich und schädliche Nahrung erhalten. Bei den gedachten drei Kindern lag die Ursache der Atrophie in einer fehlerhaften Qualität der Muttermilch.

Unter den höheren Ständen wird die Atrophie der Kinder ebenfalls keinesweges selten beobachtet, und zwar am häufigsten bei den von Ammen gestillten Kindern, namentlich solchen, bei denen ein mehrmaliger Wechsel der Amme erforderlich war, oder welche eine bereits vor längerer Zeit entbundene Amme hatten. Aufserdem werden aber auch die von den Müttern selbst genährten Kinder sehr oft atrophisch, nicht sowohl, weil ihnen neben der Muttermilch eine andere, unverdauliche Nahrung gereicht wird, sondern namentlich, weil die Milch selbst eine ungesunde Beschaffenheit besitzt, welche durch die oben gerügte, unter diesen Ständen herrschende ungleichmäfsige Lebensweise herbeigeführt wird.

Nach den vorstehenden Erörterungen ist es unzweifelhaft, dafs in der fehlerhaften Ernährung der Kinder während der ersten Lebenszeit eine der wichtigsten Ursachen des Sanitäts- und Mortalitätsverhältnisses derselben gelegen ist, und es stellt sich das Bedürfnifs heraus, eine Abhülfe hiegegen auf administrativem Wege zu beschaffen.

In dieser Beziehung mufs ich mich zuvörderst dahin erklären, dafs ich der Ansicht derjenigen, welche durchgreifenden Mafsregeln im Gebiete der Sanitäts-Polizei deshalb abhold sind, weil dadurch die persönliche Freiheit beschränkt wird, nicht beitreten kann. Die persönliche Freiheit, ein so heiliges Gut sie auch ist, darf sich doch überall nur in so weit geltend machen, als dadurch nicht die Rechte Anderer oder das Wohl des Ganzen beeinträchtigt werden. Haben aber die Kinder nicht ein wohlbegründetes Recht an einer richtigen physischen Erziehung, und darf es Eltern und Pflegeeltern gestattet werden, durch Verletzung dieses Rechtes nach Gutdünken die Gesundheit und das Leben der Kinder aufs Spiel zu setzen? Liegt ferner nicht die Basis des Gedeihens eines Staates darin, dafs bei seinen Bürgern *mens sana in corpore sano* bestehe, und heifst es nicht das Fundament eines Staates untergraben, wenn kein Gesetz verhindert, dafs durch eine fehlerhafte physische Behandlung dem neugebornen Staatsbürger der Keim eines frühen Todes oder einer körperlichen und geistigen

Verkrüppelung eingeimpft werde? Ich bin also der Ansicht, dafs der Staat nicht nur berechtigt, sondern auch verpflichtet ist, die physische Erziehung, mithin auch die Ernährung der Kinder gesetzlich zu überwachen, und dafs die betreffenden Gesetze, falls sie wirklich nützlich und praktisch ausführbar sind, mit Strenge und nöthigenfalls zwangsweise aufrecht erhalten werden müssen. Nicht ohne Schwierigkeiten aber ist es, Mafsregeln anzugeben, denen die Prädikate des Nützlichen und des Praktischen in gleichem Mafse zukommen.

Zunächst wird es darauf ankommen, das Selbststillen gesunder Mütter möglichst zu befördern. Hierbei wirft sich die Frage auf, ob es zulässig und praktisch durchführbar ist, die Mütter zum Selbststillen ihrer Kinder gesetzlich zu verpflichten und die Uebertretung dieser Verpflichtung mit gesetzlichen Strafen zu belegen, was nur auf dem Wege einer polizeilichen Controle geschehen könnte. Eine solche gesetzliche Verpflichtung zum Selbststillen ist im Allgemeinen Landrecht für die Preufsischen Staaten Th. II. Tit. 1. §. 67 ausgesprochen, wo es heifst: „Eine gesunde Mutter ist ihr Kind selbst zu säugen verpflichtet," und in gleichem Sinne haben sich mehrere Schriftsteller (Süfsmilch, P. Frank, Deparcieux, Zwierlein u. A.) erklärt. Insbesondere will P. Frank: es solle gesetzlich bestimmt werden, „dafs keine gesunde Mutter unter schwerer Strafe ihrem eigenen Kinde seine natürliche und ihm von Gott bestimmte Nahrung aus ihren Brüsten entziehe; damit aber Niemand sich ohne Ursache mit einer üblen Gesundheit entschuldigen könne, so sollen die kränklichen Mütter, um von der Pflicht, ihre Kinder mit eigener Milch zu säugen, befreit zu werden, ihre Ungeschicklichkeit zum Selbstsäugen durch ein gewissenhaftes Attestat eines beeideten einheimischen Arztes vorher erweisen." Ein solches Gesetz, welches nur ungünstige Körperverhältnisse als Hindernisse des Selbststillens gelten liefse, würde jedoch nicht ohne Grausamkeit gegen eine grofse Anzahl von Müttern ausgeführt werden können. Dem Obigen zufolge wird nämlich das Selbststillen in vielen Fällen durch die äufseren Lebensverhältnisse der Mütter (Armuth etc.) erschwert, oft unmöglich gemacht. Auf alle, unter solchen Verhältnissen lebende Mütter dürfte die gesetzliche Verpflichtung zum Selbststillen nicht ausgedehnt werden, da einerseits der Staat ihnen die, durch den Zwang zum Stillen entzogenen Mittel zum Lebensunterhalt schwerlich ersetzen würde, andrerseits beständige Contraventionen um der Selbsterhaltung willen unausbleiblich wären. Bei dieser nothwendigen Restriction des von P. Frank vorgeschlagenen Gesetzes würde der weitere Uebelstand eintreten, dafs die Behörde, um zu controliren, ob eine Mutter wirklich durch Rücksichten für ihre und ihrer Familie Erhaltung gezwungen wäre, ihr Kind nicht selbst zu stillen, genöthigt sein würde, näher in die Vermögens- und andere Privat-Verhältnisse einzelner Individuen und ganzer Familien einzugehen, ein Umstand, der an und für sich stets mifslich und ohne Verletzung der Interessen Einzelner schwer ausführbar ist. Zudem würde Hintergehungen aller Art Thür und Thor geöffnet und es begreiflicherweise der Behörde kaum möglich sein, sich vor den hier so leicht ausführbaren Täuschungen gewissenloser Mütter zu schützen. Endlich kann man mit Recht fragen, welches Heil Säuglinge von Müttern erwarten können, die erst durch polizeiliche Gewalt gezwungen werden müssen, ihnen ihre Brüste zu reichen. Unstreitig ist es für die Kinder vortheilhafter, einer Amme übergeben oder selbst künstlich aufgefüttert zu werden, als ihre Nahrung aus den Brüsten gewissenloser Mütter zu ziehen, die in ihren Säuglingen nicht den Gegenstand liebevoller Zärtlichkeit, sondern nur die unwillkommene Veranlassung zu Entbehrungen und Beschwerden sehen, und schwerlich mit derjenigen Vorsicht und Aufmerksamkeit gegen sich und den Säugling verfahren werden, welche unbedingt erforderlich ist, wenn die Muttermilch für letzteren zur heilbringenden Nahrung werden soll.

Aus diesen Gründen scheint mir eine gesetzliche Verpflichtung der Mütter zum Selbststillen weder praktisch ausführbar, noch für das Wohl der Säuglinge vortheilhaft zu sein.

Ungleich erfolgreicher für den in Rede stehenden Zweck werden sich Mafsregeln erweisen, welche darauf gerichtet sind, den Ursachen der Vernachlässigung des Selbststillens und der bei der Ernährung der Kinder überhaupt begangenen Fehler möglichst entgegenzuwirken. Unter diesen macht sich zunächst Unkenntnifs und Herrschen von Vorurtheilen geltend. Hiegegen ist das wichtigste Mittel:

die populäre Belehrung,

welche sich nicht blos auf die Ernährung, sondern auch auf die anderweitige Pflege und Wartung der Kinder erstrecken mufs. Für eine solche Belehrung ist in einer, allen Anforderungen entsprechenden Weise bisher noch nicht gesorgt, indem die allerdings nicht geringe Zahl der in dies Gebiet einschlagenden Schriften nach Form und Inhalt nicht ohne Mängel und namentlich durchgängig nicht der Art ist, dafs dieselben sich zu einer Verbreitung über alle Stände eigneten.

Bei einer Schrift, welche zur öffentlichen Belehrung über einen der wichtigsten Gegenstände des Sanitätswesens bestimmt ist, gewährt es gewissermafsen eine Garantie für die Richtigkeit ihres Inhalts und die Zweckmäfsigkeit der darin enthaltenen Vorschriften, wenn dieselbe auf Veranlassung der Behörde und unter förmlicher Autorisation derselben erscheint, wie dies der Fall ist mit der im Jahre 1820 hierselbst „auf Veranlassung des Königlichen Ministerii der geistlichen-, Unterrichts- und Medicinal-Angelegenheiten" herausgegebenen „Anweisung zur zweckmäfsigen Behandlung und Rettung der Scheintodten" etc., eine Schrift, welche beiläufig gesagt noch von keinem, denselben Gegenstand behandelnden Werke erreicht, geschweige übertroffen ist. In ganz ähnlicher Weise mufs eine Anweisung zur zweckmäfsigen Ernährung und Wartung der Kinder in kurzer, allgemein verständlicher Sprache und dogmatischer Form abgefafst sein. Es mufs darin das Naturgemäfse des Selbststillens und die Wichtigkeit desselben für das Wohl der Mutter und des Säuglings gebührend hervorgehoben und müssen alle Regeln angegeben werden, welche die Mütter zu diesem Zwecke schon während der Schwangerschaft und später beim Stillen zu beobachten haben. Desgleichen wird darin auszuführen sein, unter welchen Verhältnissen das Stillen schädlich ist, wie bei der Wahl einer Amme verfahren werden und wie die Amme gehalten werden mufs, wie die künstliche Ernährung der Kinder auszuführen, wie für die Reinlichkeit und Bekleidung derselben gesorgt werden mufs, welche unter den Müttern und Kinder-Wärterinnen herrschende Gewohnheiten schädlich sind u. s. w. Die Ertheilung eigentlicher Heilvorschriften wird dabei überall zu vermeiden sein, da dieselben nur Gelegenheit zu fehlerhafter Anwendung und Vernachlässigung des ärztlichen Rathes geben können. In solchem Sinne habe ich versucht, einen Entwurf zu einer Anweisung über die richtige Ernährung und Wartung der Kinder auszuarbeiten und denselben als Anhang diesem Aufsatze beigefügt.

Eine Belehrung vorgedachter Art wird ganz geeignet sein, nicht nur durch Verbreitung richtiger Kenntnisse über den in Rede stehenden Gegenstand die darüber herrschende Unkenntnifs zu mindern, sondern auch durch eindringliches Einschärfen der aus einer fehlerhaften physischen Erziehung der Kinder hervorgehenden Nachtheile einem leichtsinnigen und gewissenlosen Verfahren der Mütter möglichst vorzubeugen. Dies wird um so mehr gelingen, je mehr eine allgemeine Verbreitung der belehrenden Schrift von der Behörde bewirkt wird, weshalb der Preis derselben möglichst niedrig gestellt, und für eine kostenfreie Vertheilung an Arme von Seiten der Armenvorsteher gesorgt werden mufs. Zugleich dürfte ein derartiges Werk jungen Aerzten einen willkommenen Anhalt für ihr Verfahren in der Praxis gewähren und denselben nach vollendeter Staatsprüfung gleich anderen Schriften, welche ihnen alsdann eingehändigt zu werden pflegen (z. B. der oben erwähnten Anleitung zur Behandlung von Scheintodten) zuzustellen sein.

Um die Hindernisse, welche dem Selbstsillen aus äufseren, drückenden Lebensverhältnissen der Mütter erwachsen, hinwegzuräumen, stehen der Medicinal-Polizei allerdings nicht ausreichende Mittel zu Gebote, indem die Beförderung des allgemeinen Wohlstandes der Bevölkerung aufserhalb der Grenzen der medicinal-polizeilichen Wirksamkeit liegt. Es würde sich jedoch durch

Unterstützung armer Mütter während der Säugezeit

viel Erspriefsliches leisten lassen. Schon Hennig hat in dieser Beziehung einen bisher unbeachtet gebliebenen Vorschlag gethan. Es wäre sehr zu wünschen, sagt er, „dafs sich das gemeine Wesen mehr seiner säugenden, durch grofse Armuth gedrückten Mütter annehme, und dafs man überall einen armen Säugling als ein Mitglied ansehen möchte, dem man schuldig ist, in Unterstützung seiner Mutter die benöthigte Nahrung zu verschaffen. Hier wäre meines Erachtens der Fall, wo die Gelder aus dem Armeninstitutsfond ebenfalls und noch besser, als an manche vorgebliche Hausarmen, angewendet würden. Der Pfarrer des Ortes, der Grundrichter, unter denen aber am vorzüglichsten der Kreisarzt und Wundarzt, wären hierzu am besten geeignet, weil sie diese Art Menschen noch mehr und besser, als die ersterwähnten, kennen. Bei Bereisungen des Kreises sollten sie sich danach erkundigen, und diese sollten das Vorrecht haben, für die nothleidende Menschheit dieser Art zu sorgen, und ihnen die Gelder nach Erfordernifs selbst auszutheilen, aber auch gewissenhafte Rechenschaft davon zu geben."

Dieser Vorschlag verdient im vollsten Mafse Beachtung. Es wäre, wenn es mit anderweitigen staatswirthschaftlichen Interessen sich vereinigen liefse, wünschenswerth, dafs die Behörden Gelder anwiesen, um arme säugende Mütter während der Säugezeit zu unterstützen und die Vertheilung derselben entweder selbst übernähmen oder die Bildung von Vereinen bewirkten, welche sich diesem Geschäft (zu dem jedoch Medicinal-Personen kaum geeignet sein dürften) unterzögen.

Was das Ammenwesen betrifft, so würde eine möglichste Einschränkung desselben den wahren Interessen des Staats am meisten entsprechen. Die grofse Mehrzahl der Kinder von Ammen ist nämlich, wie gesagt, einer künstlichen, häufig direct schädlichen Auffütterung verfallen. Dafür wird allerdings eine gleiche Anzahl von Kindern wohlhabender Eltern (denn nur solche können Ammen halten) der künstlichen Auffütterung entzogen und der Ammenmilch theilhaftig. Allein letzteren würde das künstliche Füttern, da es mit gehöriger Sorgfalt und ohne pecuniäre Beschränkung geschehen kann, ungleich weniger nachtheilig sein, als den in die Hände der Haltefrauen fallenden Ammenkindern. Es wäre also zu wünschen, dafs nur solche Mütter Ammendienste nähmen, deren Kinder mehr oder weniger bald nach der Geburt an nicht ererbten Krankheiten und überhaupt unter Umständen gestorben sind, auf welche die Lactation ohne Einflufs war. Eine solche Einschränkung des Ammenwesens ist jedoch unter den gegenwärtigen Verhältnissen nicht thunlich, und würde dadurch auch ein Selbststillen der betreffenden Mütter nur in den wenigsten Fällen erreicht werden, da die Mehrzahl derselben aus Gründen der Noth gezwungen sein würde, anderweitige Dienste zu suchen.

Von der Ansicht ausgehend, dafs die meisten Ammen der Einträglichkeit des Ammendienstes das Wohl ihrer eigenen Kinder aufopfern, hat man für letztere dadurch sorgen zu können geglaubt, dafs man den Müttern die Erlaubnifs, einen Ammendienst anzutreten, nicht eher ertheilte, bis sie ihre eigenen Kinder eine Zeit lang selbst gesäugt hätten. So ist unter dem 11. April 1827 für das Liefländische Gouvernement eine Vorschrift erlassen, nach welcher keine Mutter ihr eigenes Kind vor seinem 3. Lebensmonate entwöhnen oder abgeben sollte, um in Ammendienste zu treten. Der Dr. Frohbeen in Dorpat will diese Frist um 2 Monate verlängert wissen. Allein auch hiergegen ist, abgesehen davon, dafs gerade bei diesen Individuen eine polizeiliche Controle mit grofsen Schwierigkeiten verbunden sein würde, der schon mehrfach erwähnte Umstand geltend zu machen, dafs die der gedachten Mafsregel zum Grunde liegende Ansicht eine irrige ist und die Mehrzahl der Ammen, welche zu den aufserehelich geschwängerten Dienstboten, Handarbeiterinnen u. s. w. gehört, um ihrer Subsistenz willen Dienste antreten müssen. Aufserdem würde dabei die Brauchbarkeit der Ammen sehr verringert werden, ohne dafs doch dafür den eignen Kindern derselben die volle Wohlthat der mütterlichen Nahrung zu Theil würde. Da nämlich die Milch vom Tage der Geburt an mit dem zunehmenden Alter des Säuglings gewissen bestimmten Veränderungen, namentlich in dem Verhältnisse des Zuckers zum Käsestoffe, unterworfen ist, welche dem veränderten Bedürfnisse und der fortschreitenden Entwickelung der Verdauungsorgane des Kindes entsprechen, so kann eine Amme, welche ihr eigenes Kind schon mehrere Monate gesäugt hat, für ein fremdes, neugebornes Kind keine angemessene Nahrung mehr liefern, und es können aus diesem Mifsverhältnisse, wie die Erfahrung hinlänglich erwiesen hat, die verderblichsten Folgen für die Gesundheit der solchen Ammen anvertrauten Säuglinge entstehen.

Die Aufgabe, welche unter den gegenwärtigen Verhältnissen von der Sanitätspolizei in Betreff des Ammenwesens zu lösen ist, kann meines Erachtens blofs darin bestehen: nur solche Personen zum Ammendienste zuzulassen, welche in physischer und moralischer Beziehung durchaus qualificirt sind und es dem Publikum unmöglich zu machen, sich mit anderen als solchen Ammen zu versehen; so wie sich der angemessenen Unterbringung der eignen Kinder der Ammen zu vergewissern. Diesem Zwecke in seinem ganzen Umfange entspricht

das Ammencomptoir.

Ammencomptoirs sind zwar in Berlin von einzelnen Aerzten bereits errichtet worden, sie haben aber zum Theil kein dauerndes Bestehen gehabt, und sind auch für den erwähnten Zweck in sofern durchaus ungenügend, als die Benutzung derselben der Willkür des Publikums und der Ammen überlassen bleibt. Soll die sanitätspolizeiliche Aufgabe vollständig gelöst werden, so ist es unerläfslich, dafs das Ammencomptoir eine Staatseinrichtung*) und das

---

*) Bereits im Jahre 1806 legte das Polizeidirectorium in Berlin dem Königl. Generaldirectorium einen Plan vor, nach welchem alle Personen, die sich als Ammen vermiethen wollten, in einem Ammenvermiethung-Comptoir sich melden und von einem Geburtshelfer genau untersucht werden sollten. Der Plan wurde dem Ober-*Collegium medicum et sanitatis* zur Prüfung mitgetheilt. Die damals eingetretenen Zeitumstände unterbrachen aber die Ausführung desselben. (S. die Königl. Preufsische Medicinal-Verfassung u. s. w. von F. L. Augustin. Bd. 1. S. 27.) In einem Rescript des Königl. Ministeriums der geistlichen-, Unterrichts- und Medicinal-Angelegenheiten, so wie des Innern und der Polizei, vom 23. März 1836 heifst es: „der vom Königl. Polizei-Präsidio vorgeschlagenen Maafsregel, dafs alle in Berlin sich vermiethende Ammen angehalten werden sollen, sich zuvor der Untersuchung ihres Körperzustandes durch

Gewerbe der Ammen-Vermietherinnen gänzlich untersagt sei. Die beim Ammencomptoir angestellten Aerzte müssen vom Staate besonders in Pflicht genommen und fest besoldet sein, so dafs jede Rücksicht auf Privatvortheil wegfällt. Jede Person, welche Ammendienst sucht, mufs gehalten sein, sich bei dem Ammencomptoir mit ihren Zeugnissen zu melden, und darf keinen Dienst, als nur durch dieses annehmen; dagegen darf auch Niemand auf anderem Wege, als nur durch das Ammencomptoir, sich mit einer Amme versehen und mufs jedenfalls, wenn er auf Privat-Wegen sich eine Amme verschafft hat, diese zuvor im Ammencomptoir untersuchen lassen. In letzterem müssen die Zeugnisse der Ammen, welche ihnen von früheren Dienstherrschaften oder ihren Ortsbehörden in Betreff ihrer Moralität ausgestellt sind, sorgfältig geprüft werden. Es mufs die Zeit ihrer Niederkunft festgestellt, der Gesundheitszustand des Ammenkindes und der Ammen selbst gewissenhaft und mit allen zu Gebote stehenden Hülfsmitteln untersucht werden. Ins besondere ist jede Amme mit dem ***Speculum uteri*** und ihre Milch mit dem Mikroskop und dem Reagenzpapier zu untersuchen. Der Amme ist sodann ein Zeugnifs über ihre Brauchbarkeit auszustellen, welches jedoch nur 14 Tage lang Gültigkeit behält *); hat sie sich in dieser Zeit nicht vermiethet, so mufs sie sich einer neuen Untersuchung unterwerfen und erhält nach

---

den Dr. N. zu unterwerfen, und dafs ihre Vermiethung nur gegen Vorzeigung der von diesem ausgestellten Bescheinigung über den Befund erfolgen dürfe, kann die nachgesuchte Genehmigung nicht ertheilt werden, weil eine solche Bestimmung ein eben so unnöthiges als unzulässiges *Exclusivum* einräumen würde u. s. w. S. Augustin a. a. O. Bd. 6. S. 20 u. v. Kamptz Annalen Bd. 20. Hft. 1. S. 237.

*) Im Wiener Ammencomptoir steht man nicht weiter für die Tauglichkeit der Ammen, wenn das ihnen ertheilte Zeugnifs über zwei Tage alt ist. S. Taschenbuch der Civil-Medizinal-Polizei von J. F. Niemann, S. 228.

dem Ausfalle derselben ein neues Zeugnifs. Endlich mufs jede Amme, ehe sie einen Dienst antritt, sich darüber ausweisen, dafs sie ihr eigenes Kind auf eine angemessene Weise untergebracht hat.

Mit den in Berlin bestehenden Entbindungsanstalten, welche überdies einen grofsen Theil der hiesigen Orts vermietheten Ammen liefern, dürfte das Ammencomptoir passend in Verbindung zu setzen sein.

Was endlich die künstlich ernährten Kinder betrifft, so wird für das Wohl derselben zunächst schon dadurch gesorgt sein, dafs durch eine, nach oben namhaft gemachten Grundsätzen auszuführende populäre Belehrung richtige Principien über die künstliche Fütterung der Kinder im Publikum verbreitet werden. Aufserdem läfst sich aber auch auf eine mehr directe Weise das Gedeihen besonders derjenigen, in Berlin ausnehmend zahlreichen Kinder befördern, welche von den Haltefrauen genährt und gewartet werden. Das in dieser Hinsicht zu erreichende Ziel wird darin bestehen, dafs nur solchen Individuen Kinder anvertraut werden können, welche sowohl die gehörigen Kenntnisse in der Ernährung und Wartung derselben, als auch die zu diesem Geschäft erforderlichen moralischen Qualitäten besitzen und dabei in äufseren Verhältnissen (in Bezug auf Wohnung, Gewerbe u. s. w.) sich befinden, welche den Kindern nicht nachtheilig sind. Diesen Zweck verfolgt der, in Berlin bestehende

Aufsichts-Verein für Haltekinder,

über dessen Tendenz, Organisation und Wirksamkeit ich nicht umhin kann, hier einige nähere, den Acten des Vereins entnommene Notizen anzuschliefsen:

Im Jahre 1840 trat in hiesiger Stadt auf Veranlassung des Geheimen Ober-Medicinal-Raths Dr. Barez ein Verein zusammen, der sich die Aufgabe stellte: „die Pflege und Erziehung derjenigen, noch nicht 4 Jahr alten Kinder, die von ihren Eltern nicht selbst erzogen, sondern in Berlin in Familien oder bei einzelnen Personen für Geld untergebracht werden, zu beaufsichtigen und darauf zu halten, dafs Diejenigen, welchen in dieser Weise elterliche Pflichten übertragen werden, davon einen solchen Gebrauch machen, wie es das leibliche und geistige Wohl der ihnen Anvertrauten erfordert und, so weit es thunlich ist, zu verhindern, dafs jene durch Unwissenheit, Leichtsinn und Rohheit gefährdet werden."

Auf den Antrag dieses Vereins wurde durch Allerhöchste Kabinets-Ordre vom 30. Juni 1840 vorgeschrieben, dafs die Aufnahme von Haltekindern von einer polizeilichen Erlaubnifs abhängig zu machen sei. Das Königl. Polizei-Präsidium verfügte demnach unter dem 16. December ej. a., dafs diejenigen Personen, welche für Geld fremde, noch nicht 4 Jahr alte Kinder in Pflege nehmen wollen, dazu bei Vermeidung willkürlicher, bis zu Gefängnifsstrafe von 6 Wochen oder 50 Rthlr. Geldbufse auszudehnender Strafe die Erlaubnifs des Polizei-Präsidii nachzusuchen haben. Dieselbe solle nur solchen verheiratheten oder ledigen Frauenzimmern ertheilt werden, von welchen nach ihren persönlichen Verhältnissen oder nach der Beschaffenheit ihrer Wohnung eine Verwahrlosung des in Pflege zu nehmenden Kindes nicht zu befürchten stehe. Sie müsse vor einem etwanigen Wohnungswechsel von Neuem nachgesucht und werde im Falle einer üblen Behandlung des Pflegekindes oder bei einer demselben nachtheiligen Veränderung der Umstände zurückgenommen werden. Zur Ausübung der hiernach erforderlichen Controle werde das Polizei-Präsidium sich der Hülfe des obgedachten Vereines bedienen und dessen Gutachten über die Gesuche um Ertheilung der Erlaubnifs zur Annahme von Pflegekindern erfordern. Den durch Erkennungskarten legitimirten Mitgliedern des Vereins sei deshalb von den Pflegemüttern bereitwillig Zutritt in ihre Wohnung zu gestatten, auf alle das Pflegekind betreffende Fragen Auskunft zu ertheilen und dasselbe auf jedesmaliges

Erfordern vorzuzeigen. Ferner bestimmte das Königl. Polizei-Präsidium, dafs die Polizei-Commissarien über die,an Personen ihres Reviers zu ertheilenden Concessionen ein Verzeichnifs zu führen, und daraus so wie sonst den Vereins-Mitgliedern jederzeit die gewünschte Auskunft zu ertheilen, auch auf die Personen, deren Gesuch um die Concession zur Annahme von Haltekindern abgeschlagen worden, zu dem Ende zu vigiliren haben, dafs dieselben nicht unerlaubter Weise Haltekinder annehmen.

Als Grundlage für die Gliederung des Vereins dienen die 29 Polizei-Reviere Berlins in der Art, dafs die Vereins-Mitglieder nach der Lage ihrer Wohnungen in die 29 Bezirke vertheilt sind und jede Abtheilung einen Vorsteher erhalten hat, durch welchen die Vertheilung der Geschäfte an die einzelnen Mitglieder seiner Abtheilung erfolgt. Aufserdem befindet sich in jeder Abtheilung ein Arzt.

Geldmittel werden vom Vereine nicht verwendet und Unterstützung irgend einer Art nicht verabreicht, vielmehr bleibt die Einigung über die Verpflegungskosten und die Zahlung derselben an die Pflegeeltern lediglich den Angehörigen der Kinder überlassen.

Die Wirksamkeit des Vereins besteht nach §. 10. des Statuts:

„1) in der Prüfung der Qualification derjenigen Personen, welche die Erlaubnifs zur Aufnahme von Haltekindern beim Königl. Polizei-Präsidium nachsuchen.

2) in der fortwährenden Beaufsichtigung der Haltekinder, wobei dahin zu sehen ist, dafs dieselben gut verpflegt werden und nicht durch Verwahrlosung an ihrem leiblichen und geistigen Wohl Schaden leiden."

Nach §. 4. der Geschäftsordnung ist bei den Untersuchungen über die Qualification derjenigen, welche Haltekinder aufzunehmen beabsichtigen, vorzugsweise Rücksicht zu nehmen auf sittliche Führung, eheliches Verhältnifs, Ruf, Lebensweise, Haltung der etwa vorhandenen Kinder, Beschäftigung, Reinlichkeit und Beschaffenheit der Wohnung und des darin vielleicht betriebenen Gewerbes. In Betreff der Beaufsichtigung der Haltekinder und Pflegeeltern heifst es in demselben §., dafs die Vereins-Mitglieder verpflichtet sind, mindestens einmal wöchentlich die ihrer Aufsicht anvertrauten Kinder zu besuchen, und dafs dabei die moralische Führung, die Ordnungsliebe und Reinlichkeit der Pflegeeltern und überhaupt Alles, was die physische Pflege und Erziehung der Kinder betrifft, zu berücksichtigen sei. Bei Krankheiten der Kinder sei darauf zu achten, dafs entweder der betreffende Armenarzt oder nach Umständen ein anderer Arzt herbeigerufen werde; bis dies geschehen, aber nicht länger, sei die Hülfe eines der ärztlichen Mitglieder des Vereins in Anspruch zu nehmen. Den Pflegeeltern sei zur Pflicht zu machen, dafs die ärztlichen Vorschriften möglichst genau befolgt und keine von Unberufenen empfohlene Mittel angewendet werden; auch sei darauf zu sehen, dafs nicht geimpfte Kinder der Vaccination unterworfen werden.

Am Ende des Jahres 1843 belief sich die Zahl der Mitglieder des Vereins auf 230. Zu derselben Zeit hatten im Ganzen 1825 Personen Concessionen zur Aufnahme von 2085 Haltekindern theils schon erhalten, theils nachgesucht. Im Laufe des Jahres 1843 wurden 56 Personen mit 62 Haltekindern als zur Concession nicht qualificirt durch den Verein befunden, 2 mit 2 Haltekindern wurden vom Polizei-Präsidium abgewiesen und 3 schon ertheilte Concessionen auf 4 Kinder den betreffenden Individuen entzogen. Es gaben ihre Concessionen zurück oder verloren dieselben durch Wohnungsveränderung 272 Personen mit 309 Kindern und es befanden sich am Schlusse des Jahres 129 Gesuche um Concessionen auf 150 Haltekinder noch unerledigt im Gange. Im Laufe des Jahres wurden 536 Personen mit 598 Haltekindern concessionirt und am Schlusse desselben waren 1363 Personen mit Concessionen auf 1558 Haltekinder versehen. Die Zahl der im Jahre 1843 durch den Verein wirklich beaufsichtigten Kinder betrug 1127. Von diesen schieden aus der Beaufsichtigung 204, nachdem sie das 4. Lebensjahr zurückgelegt hatten oder ihren Angehörigen zurückgegeben waren, und 111 durch den Tod, so dafs am Jahresschlufs 812 Kinder unter Aufsicht blieben.

Die segensreiche Wirksamkeit dieses Vereins hat bereits die glücklichsten Resultate herbeigeführt und es ist schon oben bemerkt, wie man berechtigt ist, das in den letzten Jahren günstigere Sterblichkeits-Verhältnifs der unehelichen Kinder zu diesen Resultaten zu rechnen.

In neuerer Zeit ist von E. R. Löffler *) in Leipzig in der Ansicht, dafs sich der Wirksamkeit solcher Wohlthätigkeits-Vereine „unübersteigliche Hindernisse" entgegenstellten, der Plan zu einem Institute gemacht, welchem er den Namen „Ziehhaus" beilegt, und in welchem Kinder „während ihres ersten Lebensjahres, als der Zeit, wo ihnen die meisten Gefahren drohen und unter ihnen die gröfste Sterblichkeit herrscht, Anfangs mit Ammenmilch, später vorzüglich mit Kuhmilch und anderer geeigneter Nahrung, so wie unter einer geregelten, der Gesundheit und dem Gedeihen zuträglichen Abwartung verpflegt, die darin angestellten Wärterinnen aber, neben der Ausübung ihrer Obliegenheiten, in der Kinderpflege unterwiesen und dann nach bestimmter Frist, wenn sie anders sich zu einem solchen Berufe durch Kenntnisse, Fleifs, Lebenswandel und Sitten als geeignet erwiesen haben, mit einem Zeugnisse versehen, durch welches ihre Fähigkeit, als Kinderwärterinnen dienen zu können, dem Publikum aufser Zweifel gesetzt und empfohlen, ihnen selbst aber hierdurch die Er-

*) Die Pflege der Kinder im ersten Lebensjahre und das Ziehhaus als Bedürfnifs des Staats, von E. R. Löffler. Leipzig 1838. S. 257.

laubnifs, einem solchen Berufe vorstehen zu dürfen, ertheilt werden soll."

Es ist mir unbekannt, ob dieser Plan bereits irgendwo in Ausführung gekommen ist. Gegen letztere lassen sich jedoch gewichtige Gründe geltend machen. In einem Ziehhause, wie das von Löffler beabsichtigte, würden sich nämlich die Kinder im Wesentlichen unter denselben Verhältnissen, wie in einem Findelhause befinden; es würden daher auch dieselben Nachtheile, welche in diesem erfahrungsmäfsig durch das Zusammenleben einer grofsen Anzahl kleiner Kinder herbeigeführt werden, namentlich Verderbnifs der Luft und dadurch entstehende Krankheiten im Ziehhause unausbleiblich sein, und das Mortalitätsverhältnifs der demselben anvertrauten Kinder würde kaum viel günstiger ausfallen, als das der Findelkinder. Als das sicherste Mittel, die grofse Sterblichkeit letzterer zu vermindern, hat sich bisher die Unterbringung derselben auf dem Lande, also die Vereinzelung, bewährt, ein Umstand, der allein hinreicht, um, wo andere Mittel zu Gebote stehen, vor der Anlegung von Anstalten zu warnen, in welchen viele Kinder zuzammenzuleben genöthigt sind. Der Dr. Löffler ist zwar der Ansicht, dafs die Umstände, welche in Findelhäusern den Kindern an Leben und Gesundheit nachtheilig sind, in dem von ihm entworfenen Plane eines Ziehhauses abgeändert und vermieden worden sind. Er will, dafs in der Anstalt nicht mehr als 50 Kinder verpflegt werden sollen, und dafs dieselbe aus einem drei Stockwerke hohen Hauptgebäude und 2 kleineren, blos Erdgeschofs und Dachraum enthaltenden Seitenflügeln bestehe. Das Hauptgebäude soll, aufser den, 4 bis 5 Stuben nebst einer Küche enthaltenden Wohnung des Arztes, 13 wenigstens 7 Ellen hohe, 10 — 12 Ellen tiefe und 8 — 9 Ellen breite Kinderstuben, drei Krankenstuben, 2 Stuben für die Oberwärterin, 2 Stuben für die Wäscherinnen u. s. w.

enthalten und sollen in einem Zimmer nie mehr als 4 Kinder mit 2 Ammen oder einer Wärterin wohnen.

Die jährlichen Kosten dieses Instituts werden von Löffler auf circa 2159 Thaler angeschlagen, wobei jedoch das Anlage-Kapital unberücksichtigt bleibt. Wenn für jedes Kind 30 Thaler jährlich bezahlt werden, so entstünde durch 50 Kinder im Verlaufe eines Jahres eine Einnahme von 1500 Thlrn., also ein Deficit von 659 Thlrn., welches die Behörde decken soll. Gegen Löffler bin ich der Ansicht, dafs eine Anzahl von 50 im ersten Lebensjahre befindlichen, in einem Gebäude vereinigten Kindern, von denen überdies beständig wenigstens der 4te Theil krank sein würde, immer noch zu grofs ist, um vor den Nachtheilen der Luftverderbnifs u. s. w. geschützt zu bleiben. Wollte man diesen Uebelstand durch weitläuftige und luftige Einrichtung des Gebäudes gänzlich vermeiden, so würden, wie dies sicher schon bei dem von Löffler in Vorschlag gebrachten Plane der Fall ist, die Kosten der Anlage eines solchen Gebäudes mit dem zu erreichenden Zwecke in keinem Verhältnisse stehen. Endlich würde in einer Stadt wie Berlin, wo, dem Obigen zufolge, nahe an 2000 noch nicht 4 Jahr alte, und unter diesen gewifs mehr als der 4te Theil im 1sten Lebensjahre befindlicher Haltekinder zu beaufsichtigen und zu versorgen sind, eine 50 Kinder enthaltende Anstalt nur einen höchst geringen Theil des obwaltenden Bedürfnisses befriedigen und anderweitige Mafsregeln keineswegcs, wie Löffler glaubt, ersetzen und überflüssig machen.

Vollständig einverstanden mufs ich mich dagegen mit demjenigen Theile des Löffler'schen Planes erklären, welcher die Belehrung und den Unterricht von Kinderwärterinnen bezweckt. Zur richtigen physischen Erziehung der Kinder genügen keinesweges angemessene äufsere Lebensverhältnisse und moralische Qualitäten. Es sind dazu aufserdem gewisse Kenntnisse erforderlich, welche erworben werden müssen und nur wenig verbreitet sind. Will man auch wirklich annehmen, was sehr zweifelhaft ist, dafs den Mitgliedern des Aufsichts-Vereins für Haltekinder diese Kenntnisse eigen sind und von ihnen den Haltefrauen mitgetheilt werden, so bleibt es doch jedenfalls wünschenswerth, dafs letztere dieselben bereits besitzen, wenn sie Haltekinder annehmen. Es scheint mir also eine Unterrichtsanstalt für solche Personen, welche aus der Auffütterung und Wartung der Kinder einen eigenen Erwerbszweig machen, dringend erforderlich, und dieser Unterricht dürfte für die Zwecke des Staats von gleicher Wichtigkeit sein, wie der der Hebammen und Krankenwärter.

Ganz in ähnlicher Art, wie die hiesigen Orts mit der Charité in Verbindung stehende Krankenwärterschule, kann eine

Schule für Pflegemütter

verbunden werden mit einem der in Berlin bestehenden Kinderhospitäler, und würde ein Unterricht von einigen Wochen oder Monaten gewifs hinreichen, um die betreffenden Frauen nicht nur mit der Wartung und Ernährung der gesunden Kinder, sondern auch mit der Art und Weise bekannt zu machen, wie sie sich bei Krankheiten der Kinder zu benehmen haben. Dabei dürfte es zweckmäfsig sein, wie es mit den Krankenwärterinnen geschieht, dem Publikum durch jährlich erscheinende gedruckte Verzeichnisse die Namen und Wohnungen der geprüften Pflegemütter bekannt zu machen. Auf diese Weise würde wahrscheinlich im Verlauf einiger Jahre eine solche Anzahl in der Kinderwartung erfahrener Frauen herangebildet werden, dafs man nur dergleichen approbirten Pflegemüttern die Erlaubnifs, Haltekinder zu sich zu nehmen, ertheilen könnte. Namentlich dürften von Seiten des Ammencomptoirs alle daselbst sich meldenden Ammen anzuweisen sein, ihre Kinder nur geprüften Haltefrauen zu übergeben, durch welche Einrichtung ein nützliches Ineinandergreifen beider Anstalten bewerkstelligt werden würde.

Endlich empfiehlt sich noch die Berücksichtigung des von mehreren Seiten gemachten Vorschlages, denjenigen Haltefrauen, von welchen die Kinder in einem erwünschten Zustande abgeliefert werden, eine Belohnung zuzusichern. Sollten die hierzu nöthigen Geldmittel zu beschaffen sein, so würde eine solche Einrichtung sich besonders in so fern als vortheilhaft erweisen, als dadurch das Streben der Pflegeeltern nach übermäfsigen Ersparungen während des Aufziehens der Kinder gemindert würde. Die Pflegeeltern würden vielmehr manche pecuniäre Opfer weniger scheuen, in der Aussicht, nach vollendeter Aufziehung der Kinder dafür einen Ersatz zu erhalten.

Entwurf

einer

Anweisung zur richtigen Ernährung und Wartung der Kinder.

1. Von einer richtigen Ernährung und Wartung der Kinder hängt grofsentheils das künftige körperliche und geistige Wohlsein derselben ab. Fehler, welche in dieser Beziehung begangen werden, sind häufig später durch keine Heilmittel wieder gut zu machen und können den frühen Tod oder ein lebenslängliches Siechthum des Kindes begründen.

2. Dies müssen gewissenhafte Eltern und Pflegeeltern, welche bedenken, dafs sie für die ihnen von Gott anvertrauten Kinder verantwortlich sind und darüber Rechenschaft abgeben sollen, wohl beherzigen und nach allen Kräften bemüht sein, die leibliche Pflege derselben so einzurichten, wie es das wahre Wohl der Kinder erfordert. Hierzu soll ihnen in Nachstehendem Anleitung gegeben werden.

A. Von dem Selbststillen der Mütter.

3. Die dem neugebornen Kinde von Natur zugewiesene Nahrung ist die Muttermilch.

4. Dieselbe ist während der ersten Lebensmonate des Kindes allein vollkommen zureichend, um dasselbe zu ernähren, welches dabei besser gedeiht, als bei jeder anderen Nahrung.

5. Jede gesunde Mutter soll also ihr Kind selbst nähren. Sie mufs dies als eine heilige Pflicht betrachten, der sie sich nicht ohne Versündigung gegen ihr Kind entziehen kann.

6. Auch der Mutter ist das Nähren zuträglich und wird dieselbe dadurch namentlich vor vielen Krankheiten des Wochenbettes, so wie auch vor einer zu schnellen Aufeinanderfolge der Schwangerschaften bewahrt.

7. Nur in folgenden Fällen kann oder darf eine Mutter ihr Kind nicht selbst nähren:

a) Wenn die Saugwerkzeuge des Kindes so verbildet sind, dafs dasselbe dadurch am Säugen verhindert wird, wie bei der Hasenscharte und dem Wolfsrachen.

b) Wenn die Brüste und Brustwarzen der Mutter mangelhaft und verbildet sind, so dafs das Kind daran nicht säugen kann.

c) Wenn der Mutter die Milch fehlt oder diese (nach dem Urtheil des Arztes) eine ungesunde Beschaffenheit hat.

d) Wenn die Mutter körperlich sehr schwächlich, namentlich nervenschwach, ist.

e) Wenn dieselbe an Geschwüren, Ausschlägen oder anderen bösartigen Krankheiten (Krebs, Schwamm u. s. w.) der Brust leidet. Ist aber blos Wundsein der Brustwarzen vorhanden, so darf dies nicht sogleich vom Säugen abhalten, sondern es müssen dagegen erst die (in der Regel hülfreichen) Heilmittel versucht werden.

f) Wenn die Mutter an Krankheiten leidet, welche durch das Säugen zu einer gefährlichen Höhe gesteigert oder auf das Kind übertragen werden könnten. Dergleichen Krankheiten sind: Lungenschwindsucht, Scrofeln, Scorbut (Scharbock), Gicht, Fallsucht, Wassersucht, venerische Krankheit, Krebs, bösartige Hautausschläge, Gemüthskrankheiten. Bei fieberhaften Krankheiten, welche sich nach der Entbindung einstellen, ist das Kind nicht sogleich von der Brust abzusetzen, sondern erst der Rath des Arztes einzuholen.

g) Wenn die Mutter über 40 Jahr alt.

h) Nicht selten sind die äufseren Lebensverhältnisse der Mütter der Art, dafs sie dabei diejenige geregelte Diät und anderweitige Lebensweise nicht führen können, welche zur Erzeugung einer guten Muttermilch erforderlich ist. In diesen Fällen ist es vorzuziehen, dafs die Mütter nicht stillen. Sie sollen jedoch hierbei nicht leichtsinnig zu Werke gehen, sondern zuvor auf das Gewissenhafteste prüfen, ob es nicht in ihrer Macht steht, ihre Verhältnisse so zu ändern, dafs dabei das Selbstnähren möglich wird.

8. Jede Mutter, die das wahre Wohl ihres Kindes im Auge hat, mufs nach Kräften bedacht sein, sich zum Selbstnähren tauglich zu machen und zu diesem Zwecke schon während der Schwangerschaft auf eine gehörige Ausbildung der Brüste und Brustwarzen Bedacht haben.

9. Sie mufs daher das Tragen enger Schnürbrüste vermeiden, wodurch die Brüste und Brustwarzen zusammengedrückt werden und verkümmern.

10. Wenn die Brustwarzen sehr klein sind, so können sie durch häufiges Zupfen und Hervorziehen entwikkelt werden. Sind sie sehr empfindlich, so müssen sie oft mit kaltem Wasser, Rothwein, Kornbranntwein, einem Aufgufs von Galläpfeln und dergleichen gewaschen werden. Auch empfiehlt sich dabei das Tragen von Warzenhütchen. Durch warme Bedeckung der Brüste wird der Entstehung von Milchknoten vorgebeugt.

11. Während des Wochenbettes hat die Mutter zu ihrem und des Säuglings Wohl hauptsächlich folgende Regeln zu beobachten:

a) Sie mufs sich vollkommen ruhig verhalten und jede Aufregung vermeiden. Deshalb sind alle unnöthigen Besuche von ihr abzuhalten.

b) Sie mufs für tägliche Leibesöffnung, nöthigenfalls durch Klystiere sorgen.

c) Sie mufs während der ersten Tage nur Milch- und Wassersuppen und erst, wenn sie das Milchfieber überstanden, Fleischbrühe geniefsen.

d) Es mufs die gröfste Reinlichkeit und namentlich eine gesunde Beschaffenheit der Luft im Wochenzimmer herrschen.

e) Die Wöchnerin darf das Bette auch unter den günstigsten Umständen nicht vor dem 9ten Tage verlassen.

12. Während der übrigen Säugezeit mufs die Mutter im Allgemeinen eine gleichmäfsige, geregelte und ruhige Lebensweise führen und sich vor allen, ihren Körper und ihr Gemüth aufregenden Einflüssen bewahren. Sie darf deshalb weder zu anstrengende körperliche Arbeiten ausführen, noch sich zu vielen Zerstreuungen hingeben, mufs ihre Leidenschaften zügeln, sich vor Zornaufwallungen hüten u. s. w.

13. Besonders darf das Kind nach einer körperlichen oder Gemüthsaufregung der Mutter nicht sogleich an die Brust gelegt werden, da ein plötzlicher Tod des Kindes hiervon die Folge sein kann. Hat eine solche Aufregung Statt gefunden, so mufs die Milch vor dem Anlegen des Kindes (mit der Milchpumpe) ausgesogen werden.

14. Die Diät der stillenden Mutter mufs im Allgemeinen leicht verdaulich und nahrhaft sein. Alle schwere und blähende Nahrungsmittel, wie: Kohl, trockne Hülsenfrüchte, weifse Rüben, stark-gewürzte, sehr fette und saure Speisen sind zu vermeiden. Fleischbrühen, Milch-, Bier- und Mehl-Suppen, gutes, nicht zu fettes Fleisch, Eierspeisen, junge Gemüse, Reis, Kartoffeln und dergleichen sind dienlich. Zum Getränk empfiehlt sich ein gut ausgegornes Braunbier oder ein leichtes Bitterbier (Ammenbier).

15. Die Mutter mufs nicht mehr Nahrungsmittel zu sich nehmen, als sie mit Leichtigkeit verdauen kann. Hiegegen wird häufig in der irrigen Ansicht gefehlt, dafs durch die Menge des Genossenen in gleichem Mafse auch die Menge der Milch vermehrt werde.

16. Die Säugende mufs für gehörige körperliche Bewegung und täglich für Leibesöffnung sorgen. Letztere ist nöthigenfalls durch Klystiere oder gelinde Abführmittel

zu bewirken. Starkes Abführen und Durchfall ist aber zu vermeiden, weil dadurch die Milch vermindert wird.

17. Das Kind mufs 6 bis 12, spätestens 24 Stunden nach der Geburt an die Brust gelegt werden. Die erste Muttermilch (*Colostrum*) ist das beste Mittel, um die in den Därmen des Kindes vorhandenen Unreinigkeiten abzuführen. Dagegen ist es eine verderbliche Gewohnheit, dem Kinde sogleich nach der Geburt ein Abführmittel zu geben. Abführende Arzeneien müssen vielmehr nie ohne Verordnung des Arztes gereicht werden.

18. Das Kind ist abwechselnd an beide Brüste zu legen.

19. Es ist gut, das Kind früh an eine gewisse Ordnung im Säugen zu gewöhnen und ihm in bestimmten Zwischenräumen von 2 bis 3 Stunden die Brust zu reichen. Dasselbe darf jedoch zu diesem Zwecke nicht aus dem Schlafe geweckt werden.

Es ist nicht selten vorgekommen, dafs Mütter und Ammen, welche bei Nacht ihr Kind zu sich ins Bette genommen haben und über dem Säugen eingeschlafen sind, den Erstickungstod des Kindes dadurch verschuldet haben, dafs letzterem die Luftwege durch die Brust oder durch Bettstücke versperrt wurden. Das Allgemeine Landrecht für die Preufsischen Staaten (Theil II. Tit. 2. §. 738 und 739) bestimmt deshalb: „Ammen und Mütter sollen Kinder unter zwei Jahren bei Nachtzeit nicht in ihre Betten nehmen und bei sich oder Anderen schlafen lassen. Die solches thun, haben, nach Bewandnifs der Umstände und der dabei obwaltenden Gefahr, Gefängnifsstrafe oder körperliche Züchtigung verwirkt."

21. Der Eintritt der monatlichen Reinigung ist kein Grund, um das Kind zu entwöhnen.

22. Während des Stillens eintretende Krankheiten sollen ebenfalls nicht sogleich zum Entwöhnen des Kindes Veranlassung geben, da hieraus für Mutter und Kind die

nachtheiligsten Folgen entstehen können. In dieser Beziehung ist zuvor ärztlicher Rath einzuholen.

23. Dagegen mufs bei einer während des Stillens eintretenden Schwangerschaft der Säugling sogleich entwöhnt werden.

24. In der Regel ist das Stillen 9 bis 10 Monate fortzusetzen. Wünschenswerth ist es, dafs vor dem Entwöhnen bereits 2 bis 4 Schneidezähne vorhanden sind.

25. Die Entwöhnung darf nie während einer Krankheit des Kindes geschehen.

26. Die Entwöhnung mufs nicht plötzlich, sondern allmälig ausgeführt werden. Man fängt damit an, dem Kinde bei Tage eine andere Nahrung (s. §. 55) zu reichen und entzieht ihm erst am Tage, zuletzt auch des Nachts die Brust.

27. Während des Säugens ist in der Regel keine andere Nahrung, als die Muttermilch zu reichen. Die leider sehr verbreitete Gewohnheit, den Kindern neben der Brust noch Semmel-, Mehl-, Kartoffel-Brei und dergleichen zu geben, hat häufig die verderblichsten Folgen und bewirkt namentlich oft Verstopfung der Eingeweide, Abzehrung und Tod der Kinder.

28 Nur in folgenden Fällen mufs neben der Muttermilch eine künstliche Nahrung gereicht werden:

a) Wenn die Mutter zu wenig Milch hat, um das Kind vollständig zu sättigen, mufs neben der Brust eine Mischung von gleichen Theilen Kuhmilch und Fenchelthee gegeben werden (s. §. 51).

b) wenn das Kind sehr schwächlich ist, mufs gleichzeitig mit der Brust eine Mischung von Kalbfleischbrühe und Milch gereicht werden (s. §. 55).

29. Nach der Entwöhnung tritt die §. §. 59—64 beschriebene Ernährungsweise ein.

B. Von den Ammen *).

30. Die Ernährung durch Ammenmilch ist **nicht** so vortheilhaft für die Gesundheit des Kindes, als die durch Muttermilch.

31. Sie hat nur dann einen günstigen Erfolg, wenn die Amme von vorzüglicher Beschaffenheit ist und ist nur in diesem Falle der künstlichen Ernährung vorzuziehen.

Dagegen kann, wie die Erfahrung nur zu häufig lehrt, durch eine ungesunde oder gewissenlose Amme das körperliche und geistige Wohl des Kindes untergraben und selbst das Leben desselben gefährdet werden.

33. Bei der Wahl einer Amme mufs deshalb mit gröfster Vorsicht verfahren und dies wichtige Geschäft nie ohne Zuziehung eines Arztes ausgeführt werden.

34. Eine gute Amme mufs gewisse Eigenschaften des Körpers und Gemüths besitzen, welche sich schwer in einer Person vereinigt finden. Diese Eigenschaften sind im Wesentlichen folgende.

35. Eine brauchbare Amme mufs eine moralisch gute, nicht leichtsinnige Person, von ruhigem Temperamente und sanftem Charakter, besonders nicht den Leidenschaften des Zorns, Trunks und der geschlechtlichen Ausschweifung ergeben sein. Es sind deshalb bei der Wahl einer Amme über das frühere Leben derselben stets die sorgfältigsten Erkundigungen einzuziehen.

36. Die Amme mufs sich in dem Alter von 20 bis 30 Jahren befinden. Zu junge Ammen sind wegen mangelnder Körperkräfte und leichtsinnigen Gemüths, zu alte wegen zu schwerer Beschaffenheit der Milch nicht brauchbar.

---

*) Dieser Abschnitt würde, falls die Einrichtung eines Ammencomptoirs zu Stande kommt, mit Rücksicht auf dieses Institut zu modificiren sein.

37. Die Amme mufs ungefähr zu derselben Zeit geboren haben, wie die Mutter, deren Kind sie säugen soll.

38. Sie mufs gut entwickelte Brüste und Brustwarzen, so wie eine hinreichende Menge gut beschaffener Milch haben und überhaupt körperlich vollkommen gesund sein. Namentlich darf sie nicht an den §. 7. *b*, *c*, *d*, *e*, *f*, angeführten Krankheiten leiden.

39. Zur besten Empfehlung gereicht es der Amme, wenn das eigene Kind derselben gesund und wohlgenährt ist. Man versäume deshalb nie, das Kind sich vorzeigen zu lassen.

40. Eine Amme, deren Kind gestorben, ist schon aus diesem Grunde weniger zu empfehlen. Sie mufs sich jedenfalls über die Todesart und letzte Krankheit des Kindes ausweisen. War diese erblich oder aus schlechter Ernährung, Vernachlässigung u. s. w. herzuleiten, so ist die Amme zu verwerfen.

41. Die Diät der Amme mufs im Allgemeinen von derjenigen Kost, an die sie in ihren früheren Verhältnissen gewöhnt war, möglichst wenig abweichen. Man hüte sich, den Ammen (besonders denen vom Lande) sogleich die unter den wohlhabenderen Ständen gröfserer Städte gewöhnlich vorkommenden verfeinerten und zusammengesetzten Speisen zu reichen, da eine plötzliche Aenderung der gewohnten Diät von nachtheiligem Einflufs auf die Milchbereitung ist. Die Ammen vom Lande müssen vielmehr nur sehr allmälig an eine gewähltere Kost gewöhnt werden.

42. Im Uebrigen gelten in Betreff der Lebensweise der Ammen die §. §. 12, 14, 15 und 16 angeführten Regeln.

43. Das Säugen und die Entwöhnung ist von den Ammen nach Anleitung der §. §. 13, 17, 18, 19, 20, 21, 22, 23, 24, 25, 26 auszuführen.

44. Die Amme darf nicht mit häuslichen Geschäften überladen werden. Sie ist mit Schonung und Sanftmuth

zu behandeln und jede Veranlassung zu leidenschaftlicher Aufregung der Amme ist zu vermeiden. Die Mutter bedenke, dafs jeder Fehler, den sie in dieser Beziehung begeht, sich an ihrem eigenen Kinde rächt.

45. Dagegen müssen Ammen sowohl in Betreff ihres körperlichen Zustandes, als auch hinsichtlich ihrer sittlichen Führung, streng beaufsichtigt werden. Es ist auch besonders darauf zu sehen, dafs sie dem Kinde nicht heimlich Nahrungsmittel reichen, schädliche Mittel zur Beruhigung desselben anwenden u. s. w. (Vergl. §§. 87 und 88).

46. Der Eintritt der monatlichen Reinigung ist kein Grund, die Amme zu verabschieden. Bei Krankheiten der Amme mufs der Rath des Arztes darüber eingeholt werden, ob dem Kinde eine andere Nahrung zu geben ist.

47. Dagegen ist eine schwangere Amme sofort zu verabschieden. Dasselbe gilt, wenn der Säugling bei der Amme nicht gedeiht, falls auch übrigens keine üble Eigenschaften an ihr wahrzunehmen sind.

C. Von der künstlichen Ernährung (dem Päppeln).

48. Die künstliche Ernährung ist für das Gedeihen des Kindes am unvortheilhaftesten und darf nur dann gewählt werden, wenn die Mutter das Kind aus oben angeführten Gründen nicht stillen darf und eine gute Amme nicht beschafft werden kann.

49. Das Kind kann bei dieser Ernährungsweise nur dann gedeihen, wenn dieselbe nach richtigen Grundsätzen und mit der gröfsten Sorgfalt geschieht. Im entgegengesetzten Falle werden dadurch leicht Krankheiten erzeugt, welche einen frühen Tod oder ein langwieriges Elend des Kindes herbeiführen.

50. Zur künstlichen Ernährung des Kindes sind die leider nur zu häufig zum Verderben der Kinder gereichten dicken Mehl-, Kartoffel- und andere Breie oder gar feste

Speisen, wie sie von Erwachsenen genossen werden, höchst ungeeignet und schädlich. Die Nahrung, welche die Muttermilch ersetzen soll, mufs vielmehr stets eine flüssige und folgendermafsen beschaffen sein:

51. Gesunden Kindern mufs während der ersten Lebensmonate nur ein Getränk aus gleichen Theilen Milch und Fenchelthees gereicht werden, wozu Anfangs täglich etwa ein halbes Quart Milch, später mehr, verwendet wird.

52. Es ist gut, die Milch stets von derselben Kuh und zwar, wo möglich, von einer solchen zu entnehmen, die gesund ist, im Ganzen ein gleichmäfsiges Futter erhält und nicht beständig in einem dumpfen Stalle steht, sondern zu Zeiten auf die Weide geführt wird. Deshalb hat die Landmilch den Vorzug.

53. Die Milch mufs täglich frisch, rein und unverdorben, namentlich nicht sauer sein.

54. Das dem Kinde zu reichende Getränk mufs stets dieselbe Wärme besitzen und zwar eine solche, wie sie am Auge vertragen wird.

55. Nach den ersten 5 bis 6 Lebensmonaten ist die Kuhmilch allein in der Regel nicht mehr zur Ernährung des Kindes ausreichend. Es mufs alsdann täglich von $\frac{1}{4}$ Pfunde guten Kalbfleisches $\frac{1}{4}$ Quart Suppe (ohne Salz und Wurzeln) gekocht und mit einem viertel Quart Milch vermischt werden. Hat das Kind dieses halbe Quart Suppe verzehrt und ist es noch nicht gesättigt, so wird ihm die obige Mischung aus Milch und Fenchelthee gereicht.

56. Statt des Kalbfleisches kann auch Hühner- und Taubenfleisch genommen oder die Suppe mit einem Eigelb bereitet werden.

57. Sehr schwachen und abgezehrten Kindern mufs diese Nahrung früher, als gesunden und wohlgenährten, gegeben werden.

58. Höchst wichtig ist es, dafs das Kind täglich dieselbe Nahrung erhalte. Ein häufiger Wechsel in den Be-

standtheilen und der Bereitung der Nahrungsmittel ist unbedingt schädlich.

59. Für Kinder, welche sich dem Ende des ersten Lebensjahres nähern, kann die §. 55. erwähnte Suppe mit etwas feinem Gries (Wiener Gries) *Arrowroot*, Sago und dergl. dünn-seimig gekocht werden.

60. Diese Suppe, deren Menge nach Bedürfnifs zu vermehren ist, mufs bis zum Ende des zweiten Lebensjahres das Hauptnahrungsmittel des Kindes ausmachen. Nützlich ist es, dabei Kindern im zweiten Lebensjahre des Morgens und Nachmittags ein paar Tassen Eichelkaffee mit Milch zu reichen. Aufserdem darf aber höchstens etwas leichtes, nicht fettes Backwerk, wie der s. g. Potsdamer Zwieback, Löffelbiscuit u. s. w. in Milch geweicht, gestattet werden.

61. Erst mit dem Ende des zweiten Lebensjahres dürfen consistente Speisen, die aber noch immer breiförmig sein müssen, gereicht werden, z. B. ein dünner Brei aus Kartoffeln und Mohrrüben, ein Milchbrei mit Reis, Gries u. s. w. Es müssen aber alle blähende, fette und saure Speisen, wie: Kohlarten, Hülsenfrüchte u. s. w. sorgfältig vermieden werden. Fleisch ist nur in geringer Quantität und kleingehackt zu reichen. Die Brühen können aber nun auch von Rindfleisch bereitet und auch andere Suppen (Biersuppen) gegeben werden.

62. Es ist gut, die Kinder von früh auf an eine gewisse Regelmäfsigkeit der Mahlzeiten zu gewöhnen. Kleineren Kindern reicht man ihr Getränk etwa alle 2 bis 3 Stunden. Gröfsere Kinder läfst man 4 Mahlzeiten halten und giebt ihnen des Morgens Eichelkaffee mit Milch, des Mittags eine Brühsuppe und einen Brei, des Nachmittags Eichelkaffee und des Abends eine Milch- oder Biersuppe.

63. Dabei ist zu sorgen, dafs die Kinder nicht zu viel auf einmal geniefsen, weil sie dadurch ihre Verdauung schwächen.

64. Besondere Aufmerksamkeit mufs auf die Gefäfse verwandt werden, in welchen die Nahrung der Kinder bereitet und gereicht wird. Dieselben sind jedesmal nach der Benutzung auf das Sorgfältigste zu reinigen. Unter den Säuggläsern empfehlen sich diejenigen am meisten, welche mit einem Mundstücke von gebeiztem Elfenbein oder Kautschuck (*Gummi elasticum*) versehen sind. Kleine Schwämme als Mundstücke zu benutzen ist deshalb nicht angemessen, weil die Milch darin sehr leicht säuert. Die Mundstücke müssen jedesmal nach dem Gebrauche in ein Gefäfs mit reinem Wasser gelegt werden und darin bis zur nächsten Anwendung liegen bleiben.

D. Von der Sorge für Reinlichkeit der Kinder.

65. Zum Gedeihen der Kinder ist es nöthig, dafs dieselben höchst reinlich gehalten werden.

66. Das neugeborne Kind mufs sofort nach der Geburt und dann während der ersten 4 bis 6 Lebensmonate täglich gebadet werden. Später wird es einen Tag um den andern und während des 2ten Lebensjahres noch mindestens 2mal wöchentlich gebadet.

67. Schwächliche Kinder badet man mit Kalmus und Kamillen oder Malz, Kinder, die an Schärfe der Haut leiden, mit Kleie.

68. Das Bad mufs während der ersten Lebensmonate des Kindes eine Wärme von 28 Grad Reaumur haben, später kann es um 1 bis 2 Grad kühler gemacht werden. Ist kein Thermometer zur Hand, so ist die Wärme des Badewassers so einzurichten, dafs dasselbe an dem Ellenbogen ein angenehmes Wärmegefühl erzeugt. Kalte Bäder, welche häufig in der Absicht, das Kind abzuhärten, gegeben werden, sind unbedingt schädlich.

69. Das Kind mufs in dem Bade 10 Minuten bis $\frac{1}{4}$ Stunde verweilen.

70. Beim Baden ist das Kind sorgfältig vor Erkäl-

tung zu hüten. Dasselbe ist nach dem Bade sofort abzutrocknen und in das gewärmte Bett zu bringen, wo es alsdann mindestens eine Stunde verweilen mufs. Es ist gut die Kinder des Abends zu baden, weil sie alsdann bis zum nächsten Tage im Bette bleiben können.

71. Das Bad darf nie unmittelbar, sondern mufs mindestens 2 Stunden **nach** einer Mahlzeit gegeben werden.

72. Besondere Aufmerksamkeit ist auf Reinigung der Augen und Ohren zu verwenden.

73. So oft das Kind sich verunreinigt, ist es sofort sorgfältig zu reinigen und darf nie lange in den durchnäfsten und beschmutzten Windeln liegen bleiben.

E. Von der Sorge für gesunde Luft.

74. Die Kinderstube mufs geräumig, hell und wo möglich nach der Sonnenseite gelegen sein.

75. Dieselbe mufs eine Temperatur von 15 bis 16 Grad Reaumur haben.

76. Die Kinderstube ist stets höchst reinlich zu halten und namentlich durch häufiges Lüften mittelst Oeffnen der Fenster für eine reine und gesunde Beschaffenheit der Luft zu sorgen, wobei das Kind etwa durch ein über die Wiege gespanntes Tuch vor Erkältung zu schützen ist. Das Räuchern mit stark riechenden Stoffen, namentlich auf Kohlenbecken, ist Behufs der Verbesserung der Luftbeschaffenheit **nicht** anzuwenden, sondern für die Kinder schädlich.

77. Das Waschen und Trocknen der Wäsche darf nicht in der Kinderstube ausgeführt werden.

78. Während der ersten 14 Tage nach der Geburt darf das Kind das Zimmer nicht verlassen. Dann ist es vortheilhaft, dasselbe täglich in der Mittagsstunde **bei gutem, warmen und trocknen Wetter** an die Luft zu tragen. Vor der Einwirkung einer rauhen Witterung mufs das Kind jedoch bewahrt werden.

F. Von der Bekleidung der Kinder.

79. Die Bekleidung der Kinder mufs der Art sein, dafs dadurch die natürliche Bewegung der Glieder nicht eingeschränkt wird und einzelne Körpertheile, wie Brust und Bauch, nicht gedrückt werden. Das feste Einwikkeln ist deshalb schädlich. Besonders darf die Bauchbinde (Nabelbinde) nicht zu fest angelegt werden, wie dies häufig, in der Absicht einen Nabelbruch zu verhüten, geschieht.

80. Der Kopf des Kindes mufs verhältnifsmäfsig kühler gehalten werden, als der übrige Körper. Als Kopfbedeckung empfehlen sich bei kleinen Kindern am meisten netzartige Häubchen. Ist der Kopf überall mit Haaren bewachsen, so müssen die Kinder im Zimmer ohne alle Kopfbedeckung belassen werden.

81. Nachtheilig sind die sogenannten Fallhüte, weil dadurch der Kopf zu sehr erhitzt wird.

82. Vor dem zweiten Lebensjahre dürfen Kinder keine Beinkleider tragen. Letztere müssen weit und so beschaffen sein, dafs sie keine Reibungen an den Geschlechtstheilen verursachen.

83. Die Röcke der Kinder müssen in ihrem Brusttheil weit und faltig sein, so dafs die gehörige Ausdehnung der Brust nicht behindert wird.

84. Enge Gürtel, einschnürende Strumpfbänder und drückende Schuhe müssen vermieden werden.

G. Von einigen schädlichen Gewohnheiten bei der Behandlung der Kinder.

85. Manche Mütter und Wärterinnen haben die Gewohnheit, das Kind immer auf demselben Arme zu tragen. Dies ist schädlich, weil dadurch Verkrümmungen der Glieder herbeigeführt werden können.

86. Das Wiegen der Kinder ist zwar nicht unbedingt

zu verwerfen, jedoch ist ein zu heftiges Wiegen wegen der dadurch bewirkten Erschütterung des kindlichen Körpers schädlich. Kinder mit einem sehr grofsen Kopfe müssen niemals gewiegt werden.

87. Ammen und Kinderwärterinnen haben nicht selten die schändliche Gewohnheit, unruhige Kinder durch Spielen an den Geschlechtstheilen zu beruhigen. Hierauf ist von den Eltern eine besondere Aufmerksamkeit zu richten.

88. Eine andere üble Gewohnheit ist es, Kinder, welche unruhig sind und am Schlafen verhindert werden, durch Einflöfsen von Branntwein oder einer Abkochung von Mohnköpfen oder durch Waschen des Kopfes mit Branntwein in den Schlaf zu bringen. Hierdurch müssen nachtheilige Folgen für die Gesundheit der Kinder erzeugt werden und kann der künstlich bewirkte Schlaf leicht in den Tod übergehen. Deshalb ist dies Verfahren bei Vermeidung willkürlicher Geld- oder Leibesstrafe durch die Gesetze untersagt.

89. Der leider weit verbreitete Gebrauch der s. g. Lutschbeutel, Zulpe oder Sauglappen ist den Kindern durchaus schädlich. Da die in den Zulpen enthaltenen Stoffe leicht in saure Gährung übergehen, so werden hierdurch Schwämmchen, Magensäure, Erbrechen, Durchfälle u. s. w. erzeugt. Ueberdies fehlt es nicht an Fällen, wo die Zulpe durch Versperrung des Mundes Erstickung der Kinder herbeigeführt haben.

90. Ekelhaft und schädlich ist es, den Kindern die zu geniefsenden Speisen vorzukauen.

H. Von der Vorbauung von Krankheiten.

91. Es ist die Pflicht gewissenhafter Eltern, ihre Kinder nach Kräften vor Krankheiten zu schützen. Dieser Pflicht werden sie grofsentheils schon dadurch genügen, dafs sie den in Vorstehendem enthaltenen Vorschriften gewissenhaft nachkommen.

92. Aufserdem müssen Kinder besonders vor der Einwirkung ansteckender Krankheiten bewahrt werden, zu welchen namentlich die Pocken, Masern, Rötheln, das Scharlachfieber und der Keuchhusten gehören.

93. Die Kinder sind deshalb von solchen Individuen, welche an den genannten Krankheiten leiden, nach Möglichkeit fern zu halten. Ist in einer Familie ein Kind von einer ansteckenden Krankheit befallen, so mufs es wo möglich von den übrigen Kindern abgesperrt werden.

94. Gegen die Pocken gewährt die Impfung Schutz. Jedes Kind mufs zwischen dem 3ten und 6ten Lebensmonate geimpft werden. Herrscht eine Pockenepidemie oder befinden sich in einem Hause oder einer Familie Pokkenkranke, so sind die betreffenden Kinder ohne Rücksicht auf das Lebensalter sofort zu impfen. In diesem Falle ist es auch räthlich, Kinder und Erwachsene, welche schon einmal geimpft sind, wieder impfen zu lassen.

95. Im Uebrigen soll stets, auch bei anscheinend leichten Krankheiten der Kinder schleunigst ärztliche Hülfe eingeholt werden, da solche Krankheiten oft schnell eine gefährliche Höhe erreichen.

FSC
www.fsc.org
MIX
Papier | Fördert gute Waldnutzung
FSC® C083411

Zeitfracht Medien GmbH
Ferdinand-Jühlke-Straße 7
99095 Erfurt, Deutschland
produktsicherheit@kolibri360.de